Dieta Cetogénica

PIERDE PESO Y CUIDA DE TU SALUD
CON EL ESTILO DE VIDA CETOGÉNICO.

INCLUYE 35 RECETAS Y PLAN DE
ALIMENTACIÓN COMPLETO PARA 21 DÍAS

ISABEL RAMIREZ

Índice

Introducción

La dieta cetogénica existe desde casi un siglo, pero es ahora que, día tras día, está ganando cada vez más popularidad. Y hay una razón por la que está tan bien considerada en todo el mundo: no es una dieta de moda más, sino que además de funcionar para perder peso, tiene importantes beneficios para la salud.

Con la dieta cetogénica de hecho, puedes ofrecer a tu cuerpo exactamente lo que este necesita, mientras que, al mismo tiempo, eliminas toxinas que ralentizan su funcionamiento.

La dieta keto se centra en los alimentos bajos en carbohidratos, que el cuerpo convierte en energía para ayudar a acelerar la pérdida de peso.

Pero... ¿Cuál es exactamente el "problema" de los alimentos altos en carbohidratos y por qué hay que evitarlos?

Los hidratos de carbono se convierten en glucosa y provocan un pico de insulina. La insulina entra en el torrente sanguíneo para procesar la misma glucosa, que se convierte en la principal fuente de energía. Un pico de insulina también puede provocar almacenamiento de grasas. El cuerpo utiliza los carbohidratos y las grasas como energía, siendo los primeros su fuente principal. Por lo tanto, cuantos más carbohidratos consumes en tu dieta diaria, menos grasas se quemarán para obtener energía. Además, el pico de insulina provocará un mayor almacenamiento de grasas.

Cuando se consumen menos carbohidratos, el cuerpo entra en un estado denominado cetosis. De ahí el nombre de esta dieta baja en carbohidratos.

La cetosis ayuda al cuerpo a sobrevivir con menos comida. Al estar en cetosis, "entrenas" tu cuerpo para que utilice las grasas como principal fuente de energía en lugar de los carbohidratos, simplemente porque, para empezar, casi no hay de éstos. Durante la cetosis, el hígado descompone las grasas en cetonas, lo que permite al cuerpo utilizar la grasa como energía.

Cuando seguimos una dieta cetogénica, no nos privamos de calorías, sino que privamos al cuerpo de carbohidratos. Esto hace que la pérdida de peso resulte fácil y natural.

Más adelante, entenderás porqué la dieta cetogénica tiene muchos beneficios adicionales para la salud además de la pérdida de grasa.

A pesar de que se trate de una dieta muy fácil de seguir, sobre todo al principio algunas personas tienden a echar en falta alimentos como el pan y la pasta: no te preocupes, puede que acostumbrarse cueste un poco, pero al fin y al cabo cualquier cambio siempre supone un pequeño reto al principio. Y verás que en última instancia, reduciendo o eliminando del todo los carbohidratos, acabarás sintiéndote mucho mejor, tanto física como mentalmente.

Entonces, ¿empezamos?

Capítulo 1

Dieta cetogénica: ¿de qué se trata?

La dieta cetogénica es una dieta baja o completamente priva de carbohidratos, pero se diferencia de otras dietas bajas en alimentos de este tipo, como por ejemplo la *Paleo*, porque manipula deliberadamente las proporciones de carbohidratos, grasas y proteínas para convertir la grasa en la principal fuente de energía del cuerpo.

Como indicado, nuestro organismo está acostumbrado a utilizar los carbohidratos como combustible. Las grasas, que son una fuente secundaria de energía, rara vez se aprovechan. Eso significa que la grasa extra se almacena y sigue sumando kilos.

La única forma de reducir la grasa en una dieta "normal" es consumir menos grasa y hacer mucho ejercicio para así aumentar el gasto energético respecto a la ingesta diaria de calorías, razón por la cual la mayoría de las personas no consiguen perder peso con una dieta convencional.

La dieta cetogénica en cambio, utiliza la grasa como combustible, lo que significa que ésta se usa en lugar de almacenarse. Por lo tanto, la pérdida de peso se convierte en un proceso mucho más fácil.

Pero además de los excelentes resultados que brinda para adelgazar, la dieta cetogénica es conocida también como la dieta "curativa". Se ha demostrado que la falta de ingesta de azúcar ayuda y previene muchas enfermedades como las cardíacas, la hipertensión, el cáncer, la epilepsia y muchos síntomas del envejecimiento.

La manipulación de los carbohidratos, las grasas y las proteínas es fundamental para entrar en cetosis. Este es un estado en el que el cuerpo, privado de los carbohidratos y el azúcar habituales, se ve obligado a utilizar la grasa como combustible principal. Así que la proporción de grasas y proteínas es significativamente mayor que la de carbohidratos en general.

Por supuesto, consumir menos carbohidratos también significa reducir la cantidad de insulina en el cuerpo. Menos insulina; menos glucosa y almacenamiento de grasa. Por eso la dieta keto ha tenido tanto éxito en ayudar a las personas con diabetes: ajusta el nivel de azúcar de forma natural.

La proporción de carbohidratos, grasas y proteínas puede variar según las necesidades de cada individuo. Muchas personas se permiten hasta 50 gramos de carbohidratos al día y siguen perdiendo peso. En un régimen más estricto, la ingesta de carbohidratos puede ser de entre 15 y 20 gramos diarios. Cuantos menos carbohidratos, más rápida será la pérdida de peso, pero la dieta es muy flexible.

Con este tipo de régimen de hecho, no se cuentan las calorías. Se cuentan los carbohidratos y se ajusta la ingesta de éstos frente a la de grasas y proteínas.

Una dieta cetogénica típica obtendrá el 60 por ciento de sus calorías de la grasa, entre el 15 y el 25 por ciento de las calorías de las proteínas y el 25 por ciento de las calorías de los carbohidratos. La única verdadera limitación de la dieta es el azúcar, que se debe evitar a toda costa.

Una de las principales razones del fracaso de las dietas, de hecho, es casi siempre el hambre. La gran mayoría de las veces, las personas a régimen acaban pasándolo mal y simplemente se rinden. Una dieta baja en carbohidratos en cambio, hace que las personas se sientan naturalmente llenas y satisfechas. Y al tener menos hambre, será más fácil seguir la dieta durante más tiempo y consumir menos calorías.

Y hablando de esto... ¿Cuales son los alimentos más recomendados y cuáles se deberían evitar según la dieta cetogénica?

Alimentos recomendados

1. Huevo, incluidas las yemas
2. Todas las verduras de hoja verde, así como la coliflor, el aguacate, las setas, los pimientos, los pepinos y los tomates.
3. Productos lácteos, en especial la versión entera de los quesos, la mantequilla, el yogur y la leche.
4. Frutos secos como nueces, almendras, avellanas y semillas (por ejemplo de chia, girasol, lino y calabaza.)

Alimentos que hay que comer con moderación

1. Una ración al día de hortalizas de raíz, como el ñame, la chirivía, las zanahorias y los nabos.
2. Las frutas contienen azúcar, así que hay que tratarlas casi como si estuviéramos hablando de caramelos: por lo tanto, una pieza pequeña al día.
3. Un vaso de vino seco, vodka, whisky y brandy una vez a la semana. Nada de cócteles con azúcares.
4. Un pequeño trozo de chocolate con un contenido de cacao del 75 por ciento o superior una vez a la semana.

Alimentos que hay que evitar

1. Cualquier alimento que contenga azúcar, incluidos los cereales, los refrescos, los zumos y las bebidas para deportistas, los caramelos y el chocolate. Es muy importante limitar al máximo los edulcorantes artificiales.
2. Alimentos con almidón como la pasta y el arroz, el pan, las patatas fritas, los aceites de cocina y la margarina.
3. Todas las cervezas.

Cómo calcular los carbohidratos "netos"

Este es un tema que suele preocupar bastante a las personas que empiezan con la dieta keto pero que, en realidad, es bastante sencillo.

A continuación explicamos cómo calcular los carbohidratos "netos" de tus alimentos, es decir, la cantidad real de carbohidratos que contiene un alimento después de restarle la fibra.

Tan solo tendrás que realizar el siguiente cálculo. Pongamos el ejemplo de la coliflor: por cada 100 gramos, 5 son carbohidratos totales, pero 2 de estos provienen de la fibra. Así que 5 menos 2 es igual a 3 gramos de carbohidratos netos.

¿Muy sencillo, verdad?

En cualquier caso, recuerda que es "correcto" tanto restar la fibra de los carbohidratos en los alimentos enteros para obtener los "carbohidratos netos" como contabilizar los carbohidratos "totales": básicamente, esto depende de las preferencias personales de cada persona.

Capítulo 2

Los Principales Beneficios de la Dieta Cetogénica

Aunque la dieta cetogénica se conoce popularmente como una "dieta de pérdida rápida de grasa", en realidad es mucho más que esto. De hecho, la pérdida de peso y el aumento de los niveles de energía son sólo subproductos de la dieta keto, una especie de "bonus". Se ha demostrado científicamente que la dieta cetogénica tiene muchos beneficios médicos adicionales.

Así que empecemos por aclarar que una dieta alta en carbohidratos, que cuenta con muchos ingredientes procesados y azúcares, no tiene absolutamente ningún beneficio para la salud. Estas de hecho no son nada más que calorías vacías, y la mayoría de los alimentos procesados en última instancia sólo sirven para "robar" al cuerpo los nutrientes que este necesita para mantenerse saludable.

A continuación, vemos una lista de los beneficios reales derivados del hecho de reducir los carbohidratos y comer grasas que se convierten en energía:

Control del azúcar en la sangre

Mantener bajo el nivel de azúcar en sangre es fundamental para controlar y prevenir la diabetes. Y se ha demostrado que la dieta keto es extremadamente eficaz contra esta enfermedad.

Muchas personas que padecen diabetes también tienen sobrepeso y la dieta keto ayuda a que un régimen de pérdida de peso se convierta en algo natural. Pero esta dieta hace también algo más: los carbohidratos se convierten en azúcar, lo que en el caso de los diabéticos puede provocar un pico de azúcar. Una dieta baja en carbohidratos evita estos picos y permite un mayor control de los niveles de azúcar en sangre.

Enfoque mental

La dieta keto se basa en la ingesta de proteínas, grasas y pocos carbohidratos. Como hemos comentado, esto obliga a que la grasa se convierta en la principal fuente de energía, a diferencia de lo que pasa normalmente con una dieta occidental estándar, que puede ser bastante deficiente en nutrientes, especialmente en ácidos grasos, que son necesarios para el correcto funcionamiento del cerebro.

Cuando las personas padecen enfermedades cognitivas, como el Alzheimer, el cerebro no utiliza suficiente glucosa, por lo que le falta energía y tiene dificultades para funcionar a un alto nivel. Pues, la dieta keto proporciona al cerebro una fuente de energía adicional.

Un estudio de la Asociación Americana de la Diabetes descubrió que los diabéticos de tipo 1 mejoraban su función cerebral tras consumir aceite de coco.

Ese mismo estudio indicó que las personas que padecen Alzheimer pueden experimentar una mejora de la capacidad de memoria con una dieta cetogénica, algo que podría correlacionarse con la cantidad de niveles de cetonas.

¿Qué significa esto para una persona sana? Gracias a la gran cantidad de ácidos grasos, como los omega 3 y omega 6 que se encuentran, por ejemplo, en el marisco, la dieta keto ayuda a ofrecer al cerebro unos nutrientes vitales para conseguir un estado mental más saludable. De hecho, el tejido cerebral se compone en gran parte de ácidos grasos y el aumento del consumo de estos ácidos grasos conducirá lógicamente a una mejor salud del cerebro.

Nuestro cuerpo no produce ácidos grasos por sí mismo; sólo podemos obtenerlos a través de nuestra dieta. Y la dieta cetogénica es rica en ácidos grasos.

Una dieta alta en carbohidratos puede llevar a "nublar" nuestro cerebro y a tener dificultad para concentrarse. La concentración en cambio se hace más fácil con el aumento de energía que proporciona la dieta cetogénica. De hecho, muchas personas que no tienen necesidad o deseo de perder peso deciden alimentarse de este modo para mejorar y potenciar sus funciones cerebrales.

Aumento de energía

Es algo muy común sentir cansancio y agotamiento al final del día, no sólo debido al estrés y al trabajo, sino también como resultado de una dieta pobre y cargada de carbohidratos. La grasa en cambio es una fuente de energía más eficiente, que ayuda a sentir más vitalidad que cuando ésta se debe a un "subidón" de azúcar.

Mejoras en la piel

Aunque la mayoría de los beneficios de una dieta cetogénica están bien documentados, hay una ventaja que suele pillar a algunas personas por sorpresa: una piel más bonita y menos acné. El acné es una condición bastante común hoy en día: el noventa por ciento de los adolescentes lo padecen, y muchos adultos también.
Aunque siempre se ha creído que el acné se veía, al menos, exacerbado por una mala alimentación, todavía se están realizando investigaciones al respecto. Sin embargo, muchas personas que siguen la dieta keto han informado de que notan una evidente mejora en su piel.
Puede haber una razón lógica: un estudio de 1972 descubrió que los niveles altos de insulina pueden provocar la aparición de acné.

Dado que una dieta cetogénica mantiene la insulina en un nivel bajo y saludable, es muy posible que esto acabe mejorando la salud y la apariencia de la piel.

Además, el acné se nutre de la inflamación. La dieta cetogénica alivia y reduce la inflamación, lo que permite al organismo disminuir las erupciones de acné. Los ácidos grasos, que por ejemplo se encuentran en abundancia en el pescado, son un conocido antiinflamatorio.

En definitiva, aunque todavía se está investigando, parece probable que una dieta cetogénica tenga efectos beneficiosos para tener una piel más clara, sana y brillante.

Efecto Antienvejecimiento

Muchas enfermedades del organismo son un resultado natural del proceso de envejecimiento. Aunque no se han realizado estudios en seres humanos, las pruebas en ratones han demostrado la mejora de las células cerebrales con una dieta cetogénica, así como un efecto positivo de este régimen en pacientes que sufren de Alzheimer.

Lo que sí sabemos es que una dieta llena de nutrientes y antioxidantes, baja en azúcar y carbohidratos, alta en proteínas y grasas saludables, mejora nuestro estado de salud en general, protegiéndonos de las toxinas de una dieta pobre.

También hay investigaciones que indican que utilizar ácidos grasos como "combustible" en lugar de azúcar puede ralentizar el proceso de envejecimiento, posiblemente debido a los efectos negativos que el azúcar tiene en nuestro bienestar en general.

Además, el simple hecho de comer menos y consumir menos calorías es una cuestión de salud básica, ya que previene la obesidad y sus efectos secundarios inherentes.

—

Aunque a día de hoy los estudios sobre dieta cetogénica y longevidad son limitados, teniendo en cuenta los numerosos efectos positivos de la dieta cetogénica sobre la salud, es lógico suponer que esta dieta puede ayudar también a envejecer mejor y a retrasar el efecto natural del paso del tiempo.

Una dieta occidental normal cargada de azúcares y alimentos procesados ciertamente no ayuda a alejar los signos del envejecimiento.

Conservación de la vista

Los diabéticos son conscientes de que un nivel elevado de azúcar en sangre puede provocar un mayor riesgo de desarrollar cataratas. Dado que la dieta cetogénica controla los niveles de azúcar, puede ayudar también a conservar la vista y a prevenir este problema, tal y como han demostrado varios estudios con pacientes que padecen diabetes.

Resultados Alentadores para el Autismo

Sabemos que la dieta keto afecta las funciones cerebrales. Y gracias a la investigación sobre el autismo, se descubrió que también tiene un efecto positivo sobre el mismo. En un estudio de 2003 de hecho, treinta niños autistas fueron alimentados según los principios de la dieta cetogénica. Todos mostraron una mejora en los comportamientos típicos de las personas que padecen esta condición, especialmente los del espectro autista más leve. Aunque todavía se necesitan más investigaciones, los resultados fueron muy alentadores.

Capítulo 3

El cáncer y la dieta cetogénica

El cáncer es una enfermedad grave y, desafortunadamente, muy presente en nuestra sociedad. Mientras que este tipo de dolencia no tenía mucha relevancia antes del siglo XX (aunque existía, por supuesto), la dieta moderna y un estilo de vida sedentario han hecho que el cáncer se haya convertido en la segunda causa de muerte en los Estados Unidos, con 1.600 personas que fallecen debido a esta enfermedad cada día. Al parecer, nuestro cuerpo no reacciona bien a la exposición diaria a las toxinas.

Aunque cualquier tratamiento contra el cáncer debe ser establecido y guiado por un médico especialista, es una buena idea tener en cuenta la dieta cetógenica y lo que esta puede aportar para ayudar en el tratamiento de dicha enfermedad.
Una dieta keto específica para el cáncer puede consistir en hasta un 90 por ciento de grasa. Hay una muy buena razón para ello. Lo que los médicos saben es que las células cancerosas se alimentan de los carbohidratos y del azúcar. Esto es lo que les ayuda a crecer y multiplicarse en número.
Como hemos visto, la dieta cetogénica reduce drásticamente el consumo de carbohidratos y azúcares y altera nuestro metabolismo. Lo que hace esta dieta, en esencia, es eliminar la "comida" de la que las células cancerosas se alimentan y hacerles "pasar hambre". El resultado es que las células cancerosas pueden morir, multiplicarse a un ritmo más lento o disminuir.

Otra razón por la que una dieta cetogénica es capaz de frenar el crecimiento de las células cancerosas es que al reducir las calorías, las células cancerosas tienen menos energía para desarrollarse y crecer en primer lugar. La insulina también ayuda a las células a crecer. Dado que la dieta keto reduce el nivel de insulina, ralentiza el crecimiento de las células tumorales.

Cuando se sigue una dieta cetogénica además, el cuerpo produce cetonas. Mientras que el cuerpo se alimenta de cetonas, las células cancerosas no lo hacen. Por lo tanto, un estado de cetosis puede ayudar a reducir el tamaño y el crecimiento de las células cancerosas.

Un estudio supervisó el crecimiento de tumores en personas que padecían cáncer del tracto digestivo. De los pacientes que recibieron una dieta alta en carbohidratos, los tumores mostraron un 32,2 por ciento de crecimiento. Los pacientes con una dieta cetogénica en cambio, mostraron un 24,3 por ciento de crecimiento en su tumor. La diferencia es bastante significativa.

En otro estudio participaron cinco pacientes que combinaron la quimioterapia con una dieta keto. Tres de estos pacientes entraron en remisión. Dos pacientes experimentaron una progresión de la enfermedad cuando abandonaron la dieta cetogénica.

Obviamente se necesitan más estudios, pero estas cifras son alentadoras.

La dieta keto puede ayudar a prevenir la aparición del cáncer en pacientes diabéticos en primer lugar. Las personas con diabetes tienen un mayor nivel de riesgo de desarrollar cáncer debido a los elevados niveles de azúcar en sangre. Dado que la dieta cetogénica es extremadamente eficaz para disminuir estos niveles de azúcar, puede prevenir la aparición inicial del cáncer.

En resumen, por lo que la investigación ha descubierto hasta ahora, la dieta cetogénica puede:

1. Detener el crecimiento de las células cancerosas.
2. Ayudar a reemplazar las células cancerosas por células sanas.

3. Cambiar el metabolismo del cuerpo y permitir que el organismo "mate de hambre" a las células cancerosas privándolas de la nutrición que necesitan.

4. Al reducir el nivel de insulina del cuerpo, el organismo puede prevenir la aparición de células cancerosas.

En una dieta cetogénica específica para el cáncer, las grasas deben representar entre el 75 y 90 por ciento, las proteínas entre el 15 y el 20 por ciento y los carbohidratos menos del 5 por ciento.

En resumen, la dieta keto puede ser empleada, en combinación con la quimioterapia y la radiación, para luchar contra el cáncer. Aun así, todavía se necesitan estudios para determinar con seguridad los resultados exactos de esta dieta para tratar la enfermedad y los pacientes no deben usar este régimen como un tratamiento independiente o sin el consentimiento de su médico.

Capítulo 4

La epilepsia y la dieta cetogénica

Los inicios de la dieta cetogénica nada tenían que ver con la pérdida de peso o el control de la diabetes, beneficios por lo que ahora esta forma de alimentarse es tan conocida. En cambio, la dieta fue creada por un médico en 1924 para ayudar a sus pacientes que sufrían de epilepsia.

La epilepsia es un trastorno del sistema nervioso que puede provocar convulsiones recurrentes en cualquier momento. Los síntomas pueden incluir también espasmos o alteraciones de tipo psicológico. En cualquier caso, esta patología está causada por una actividad cerebral anormal.

La gravedad de los síntomas varía de un individuo a otro y una persona es diagnosticada de epilepsia sólo si sufre más de dos convulsiones en un día entero.

Cualquier individuo puede sufrir este trastorno, pero parece que afecta más a los niños pequeños, quizá porque su cerebro aún está en estado de desarrollo.

Las convulsiones suelen tratarse con fármacos que a veces funcionan y a veces, no.

Sin embargo, ya en 1924, el Dr. Russell Wilder, de la Clínica Mayo, llevó a cabo una investigación pionera y creó la dieta cetogénica para ayudar a los pequeños que padecían epilepsia.

Los resultados fueron asombrosos, pero los médicos perdieron interés en ella cuando salieron al mercado nuevos medicamentos anticonvulsivos. Les resultaba más fácil recetar medicamentos que explicar una forma alternativa de alimentarse a sus pacientes.

Sin embargo, las personas que utilizaron la dieta cetogénica para tratar las convulsiones siguieron obteniendo excelentes resultados.

Más recientemente, los médicos han vuelto a recurrir a esta dieta baja en carbohidratos y alta en grasas para tratar a las personas que sufren de esta condición... ¡y los resultados han sido extremadamente prometedores!

En 1998, el Journal of Pediatrics publicó un estudio en el que participaron 150 niños que sufrían convulsiones a pesar de tomar los medicamentos anticonvulsivos habituales. Los pequeños fueron sometidos a una dieta cetogénica durante un año en el que los investigadores evaluaron su evolución.

El 83% de los sujetos seguía en el estudio después de 3 meses. Más de un tercio de los niños mostraron una disminución del 90 por ciento de las convulsiones. Al final del año, algo más de la mitad de los sujetos habían permanecido en la dieta, y una cuarta parte de ellos experimentó una disminución del 90 por ciento en las convulsiones.

Estas cifras indican que la dieta keto tiene un efecto muy positivo en niños que sufren esta patología. Los investigadores consideran incluso que es más eficaz que la medicación en muchos casos.

En otra investigación sobre los efectos de la dieta cetogénica en la epilepsia infantil participaron 145 niños. Los niños fueron divididos en dos grupos, uno de los cuales fue tratado con medicación y el otro con una dieta cetogénica. El 74% de los individuos del grupo de la dieta cetogénica consiguió reducir las convulsiones.

En los últimos años, se han realizado más estudios sobre la epilepsia infantil y la dieta keto que han despertado un nuevo y considerable interés entre los profesionales de la medicina.

Pero atención: cualquier persona con niños que experimenten convulsiones, siempre deberá discutir la inclusión de la dieta cetogénica en el tratamiento con su médico.

Capítulo 5
La presión arterial y la dieta cetogénica

Un tercio de los adultos estadounidenses sufre de presión arterial alta. Se trata de un problema de salud grave que puede provocar infartos y derrames cerebrales. Obviamente, cuanto más alta sea la presión arterial, mayor será el riesgo. El envejecimiento y la obesidad aumentan en gran medida las posibilidades de desarrollar esta dolencia que suele ser el resultado de hipertensión.

Es un hecho conocido que las personas que padecen hipertensión arterial suelen tener un exceso de grasa en la zona del vientre y pueden correr el riesgo de padecer diabetes de tipo 2. Y para "atacar" a todos estos problemas desde la raíz puede ser necesario un cambio en el estilo de vida.

Los síntomas de la hipertensión arterial pueden ser causados por una sobrecarga de carbohidratos en la dieta, más de lo que el cuerpo es capaz de manejar. Como ya hemos comentado, los carbohidratos se convierten en azúcares, que elevan el nivel de azúcar en la sangre, obligando al cuerpo a crear insulina adicional. La insulina almacena grasa, y un exceso de insulina puede conducir a la obesidad. Todo esto puede tener un efecto negativo en la presión arterial.

Consumir menos hidratos de carbono disminuye tanto el nivel de insulina como el de la presión arterial. Este sencillo cambio en la dieta puede, en definitiva, suponer una gran diferencia.

En un interesante estudio publicado en Archives of Internal Medicine, 146 personas con sobrepeso participaron en un experimento para adelgazar. Los participantes se dividieron en dos grupos. A un grupo se le sometió a una dieta cetogénica que contenía un máximo de 20 gramos de carbohidratos, mientras que al otro grupo se le administró un fármaco para adelgazar, además de aconsejarle que siguiera un régimen bajo en grasas.

Ambos grupos mostraron una pérdida de peso similar. Lo que sorprendió a los investigadores fue que la mitad del grupo de la dieta cetogénica mostró una disminución de la presión arterial, mientras que sólo el 21 por ciento del grupo de dieta baja en grasas tuvo cualquier disminución de este tipo. Si bien la pérdida de peso en sí misma podría provocar una disminución de la presión arterial, el estudio sugiere que una disminución de la ingesta de carbohidratos puede ayudar a reducir esta condición todavía más.

Se descubrió además, que el potasio tenía un gran efecto en la disminución de la hipertensión. Los médicos de hecho recomiendan un mínimo de 4.700 mg de potasio al día para quien desee reducir su presión arterial.

Y los alimentos ricos en potasio son:
Aguacate
Calabaza Bellota
Plátanos
Agua de coco
Albaricoques secos
Granada
Salmón
Espinacas
Batata
Alubias blancas

Aunque todos estos alimentos están "permitidos" en la dieta cetogénica, es aconsejable restringir el consumo de batata y frijoles, que tienen almidón y pueden contener un alto nivel de carbohidratos.

Capítulo 6

La dieta cetogénica y otras enfermedades

Además de las patologías ya indicadas, la dieta cetogénica puede desempeñar un papel en el tratamiento o la prevención de otras enfermedades. Vamos a ver cuáles son:

Síndrome Metabólico:
Algunas investigaciones, incluyendo un estudio publicado en noviembre de 2017 en la revista *Diabetes & Metabolic Syndrome: Clinical Research & Reviews*, sugieren que los adultos con enfermedades metabólicas que siguen una dieta keto pierden más peso y grasa corporal en comparación con los que siguen una dieta estadounidense estándar, que es muy rica en alimentos procesados y azúcares añadidos.

Diabetes de tipo 2:
Una investigación publicada en septiembre de 2016 en el *Journal of Obesity & Eating Disorders* sugiere que esta dieta podría ayudar a las personas con diabetes tipo 2 y llevar a mejoras en los niveles de HbA1c (la prueba de hemoglobina glicosilada, examen de sangre para la diabetes tipo 2 y prediabetes). Pero atención: también advierte que puede conducir a la hipoglucemia -es decir, a niveles bajos de azúcar en la sangre- si se está tomando medicación específica para esto.

Trastorno bipolar:
En las personas que sufren trastorno bipolar tipo 2, la dieta cetogénica puede ser un estabilizador del estado de ánimo, y un primer estudio, publicado en octubre de 2012 en la revista *Neurocase*, sugirió que este plan alimentario puede ser incluso más eficaz que la medicación específica para dicha patología.

Obesidad:

Según un estudio publicado en diciembre de 2016 en la revista *Endocrine*, en comparación con los que siguen una dieta típica baja en calorías, los individuos obesos que se alimentan según una dieta cetogénica perdieron más peso y grasa visceral. Esta forma de alimentarse también puede ayudar a preservar la masa corporal magra durante el proceso de adelgazamiento, según un artículo publicado en febrero de 2018 en la revista *Nutrition & Metabolism*.

Demencia y Alzheimer:

Un estudio publicado en febrero de 2013 en la revista *Neurobiology of Aging* descubrió que las personas mayores de alto riesgo que seguían una dieta cetogénica experimentaban un mejor funcionamiento de la memoria después de solo seis semanas. Algunos expertos de hecho, como el doctor Richard Isaacson, director de la Clínica de Prevención del Alzheimer en Weill Cornell Medicine y NewYork-Presbyterian en la ciudad de Nueva York, apoyan las dietas bajas en carbohidratos para los pacientes como una forma de retrasar el envejecimiento cerebral y posiblemente la enfermedad de Alzheimer, la forma más común de demencia.

Además, investigadores como Robert Krikorian, PhD, profesor de psiquiatría clínica y director de la división de psicología de la Facultad de Medicina de la Universidad de Cincinnati, en Ohio, están actualmente estudiando cómo la inducción de la cetosis nutricional puede utilizarse para preservar el funcionamiento cognitivo.

Síndrome de Ovarios Poliquísticos (SOP)

Debido a que las mujeres que sufren de la condición de Síndrome de Ovarios Poliquísticos (SOP) tienen un mayor riesgo de padecer también diabetes y obesidad, algunos médicos recomiendan seguir la dieta cetogénica.

Pero, al igual que en el caso de las condiciones de salud mencionadas hasta ahora, se necesita una investigación a largo plazo para conocer con seguridad los beneficios y las posibles contraindicaciones de la dieta keto en las pacientes que padecen SOP.

Capítulo 7

Dieta cetogénica: qué comer

Algunas personas asocian la palabra "dieta" con la palabra "grasa" y se apresuran a descartar este nutriente de su alimentación. Pero en la dieta cetogénica, la grasa está permitida, porque se convierte en energía. Nuestro cuerpo de hecho necesita grasas saludables para prosperar. A continuación, vamos a echar un vistazo a los alimentos que deberías comer si decides probar esta forma de alimentarte.

Como ya hemos indicado anteriormente, prescindir de los alimentos procesados y del azúcar es una de las mejores cosas que puedes hacer por tu salud en general. Los alimentos procesados están repletos de conservantes tóxicos y es muy importante reemplazarlos por productos frescos y posiblemente de temporada.

Es también fundamental mantener la ingesta de carbohidratos por debajo de 50 gramos al día, incluso 20 en el caso de las dietas cetogénicas más estrictas.

A continuación, entramos más en detalle a hablar de los alimentos más recomendados:

Los mejores alimentos

1. Marisco

El marisco contiene una gran cantidad de ácidos grasos saludables, vitaminas y minerales y, en cambio, una cantidad muy reducida de carbohidratos. La dieta cetogénica en general fomenta el consumo de todo lo que viene del mar como las gambas y los cangrejos, que no contienen carbohidratos en absoluto, o de los pescados como el salmón y las sardinas, muy recomendables por su alto contenido en ácidos grasos omega.

Según este tipo de dieta, sería recomendable consumir dos porciones o más de marisco a la semana.

2. Verduras

Las verduras son, en general, lo más recomendable para una dieta saludable. Son extremadamente bajas en carbohidratos y están repletas de vitaminas, antioxidantes y de la fibra que nuestro cuerpo necesita a diario. Se cree que las verduras verdes como el brócoli, las espinacas y la col rizada disminuyen el riesgo de enfermedades cardíacas y cáncer. Además, la coliflor y el nabo pueden cocinarse para que tengan el mismo aspecto y sabor que el arroz o el puré de patatas, pero con mucho menos almidón y carbohidratos.

Las verduras "con almidón" de hecho, como las patatas o la remolacha, tienen carbohidratos y su consumo debe limitarse.

3. Lácteos

Los quesos y los yogures tienen un alto contenido de grasas, proteínas y calcio, y un bajo contenido en carbohidratos.

Es recomendable consumir siempre yogur natural, ya que los demás contienen mucho azúcar, al igual que las versiones "bajas en grasas" de este alimento. Si buscas más sabor, siempre puedes aromatizar tu yogur o requesón con bayas o frutos secos.

4. Aguacates

Los aguacates son verdaderos "superalimentos". Tienen un alto contenido en vitaminas y minerales importantes, como el potasio y algunos estudios indican que pueden ayudar a reducir el colesterol en un 22%.

Cargados de nutrientes y con un sabor delicioso, los aguacates sólo tienen 2 gramos de carbohidratos netos. Así que no olvides utilizarlos para tus ensaladas y bocadillos.

---

5. Carne

La dieta cetogénica permite comer carne, ya que esta contiene muy pocos carbohidratos y tiene un alto contenido en proteínas. Siempre que sea posible, la carne debería ser de agricultura ecológica.

6. Huevos

Los huevos tienen un alto contenido en proteínas y sólo contienen 1 gramo de carbohidratos.
Además hacen que te sientas lleno, lo que ayuda a comer menos. Algunas personas presumen de consumir sólo la clara del huevo, pero los verdaderos nutrientes están en la yema, así que asegúrate de comer el huevo en su totalidad.

7. Aceite de coco

El aceite de coco es otro "superalimento" con el que la mayoría de personas todavía no están familiarizadas. Es perfecto para quien padece diabetes y se ha utilizado con pacientes de Alzheimer.
El aceite de coco puede utilizarse en la mayoría de las recetas reemplazando la mantequilla o el aceite y también puede ser empleado para freír y saltear.

8. Chocolate negro
El chocolate negro tiene una gran cantidad de antioxidantes y, de hecho, también se empieza a incluir en la categoría de superalimento. El chocolate con un 80 por ciento, o más, de cacao real en polvo puede también reducir la presión arterial.

Unos 28 gramos de chocolate negro del 80 por ciento contienen solo 10 gramos de carbohidratos, por lo que definitivamente cuenta como un tentempié saludable. Ten siempre en cuenta que cuanto menor sea el contenido de cacao, menos saludable será el chocolate, y que el chocolate con leche no cuenta como alimento saludable.

Alimentos a evitar

En comparación con otras dietas, la cetogénica es menos limitante a la hora de escoger qué alimentos incluir en nuestro día a día. El azúcar, por supuesto, debe evitarse, pero eso no significa que no puedas disfrutar de postres dulces. Hay muchas recetas aptas para la dieta keto que, por ejemplo, reemplazan este alimento con salsa de manzana sin azúcar. Y los edulcorantes sustitutivos, como la estevia, también pueden utilizarse con moderación.

Ten en cuenta que las frutas son saludables, pero contienen una gran cantidad de azúcar, así que es mejor limitar su cantidad a unas pocas rodajas al día. Los zumos de fruta industriales son concentrados que tienen vitaminas pero carecen de fibra, y que además tienen un contenido en azúcar muy elevado. En general, los mejores zumos suelen ser los "verdes" que tan solo tienen un toque de fruta para darles sabor.

Es también importante tener cuidado con los cereales. La mayoría están repletos de azúcar y desprovistos de nutrientes. En cambio, los cereales cien por cien de salvado están "permitidos" en la dieta cetógenica, y es posible endulzarlos con un puñado de bayas.

En general, acuérdate de leer bien las etiquetas de las cajas de cereales (no caigas en la trampa de los packaging engañosos, sino que ¡fíjate en la cantidad real de azúcar de ese determinado producto!)

También es importante omitir totalmente los almidones blancos ya que no representan nada más y nada menos que calorías vacías. Esto incluye el pan blanco, la pasta y el arroz. Así que compra la versión integral de estos productos y disfrútala con moderación.

Las legumbres son saludables, pero tienen un alto contenido de carbohidratos. Puedes consumirlas de vez en cuando, pero asegúrate de no sobrepasar los 20-50 gramos de carbohidratos diarios.

El alcohol en general incluye calorías vacías, pero ciertos licores son considerados mejores que otros. La cerveza por ejemplo es muy rica en carbohidratos y debería evitarse en una dieta cetogénica... ¡La expresión "barriga cervecera" existe por una razón! En su lugar, es mejor disfrutar de una copa de vino. Pero en este caso también hay diferencias: los vinos secos contienen una cantidad mínima de azúcar, mientras que los dulces llevan mucho más.

El alcohol puro, como por ejemplo el whisky y el vodka, no contiene carbohidratos, pero sí calorías, así que hay que tener cuidado. Las mezclas de alcohol para cócteles suelen llevar muchísimo azúcar y deberían evitarse, así como los refrescos a base de vino que básicamente son bebidas azucaradas con algo de alcohol añadido y no deberían estar en tu dieta.

Capítulo 8
Dieta cetogénica y pérdida de peso

Todavía se suele confundir la dieta cetogénica con las dietas bajas en carbohidratos o las dietas paleo. Sin embargo, hay diferencias considerables que es importante entender.

Dieta cetogénica vs. Dieta Baja en Carbohidratos

En una dieta baja en carbohidratos, simplemente se eligen alimentos al azar que reducen el consumo de carbohidratos de forma arbitraria. Y lo de "baja" rara vez se define: así que como no hay un número real, es posible que se sigan consumiendo demasiados carbohidratos.

La falta más importante de las dietas bajas en carbohidratos es que carece de ese estado cetónico tan importante que convierte los carbohidratos en grasas y proporciona a tu cuerpo una nueva y eficaz fuente de combustible. Y que puede llevar a una desagradable sensación de hambre y cansancio.

La dieta cetogénica en cambio tiene una proporción específica de carbohidratos, grasas y proteínas. Esta ecuación es fundamental, y es la razón por la que una dieta baja en carbohidratos no te aportará los mismos resultados positivos.

Dieta cetogenica vs. Dieta Paleo

La Paleo también es una dieta baja en carbohidratos. Se basa en la suposición de que comer como lo hacían nuestros antepasados cavernícolas, es decir, carne y nada de carbohidratos, azúcares o granos, es el tipo de dieta más saludable.

Pero este razonamiento supone unos problemas. En primer lugar, nuestros antepasados nunca experimentaron el tipo de enfermedades a las que nos enfrentamos. La dieta cetogénica es específicamente una dieta "curativa" que está destinada a beneficiar al cuerpo de muchas maneras y ayudar a prevenir diferentes patologías. La dieta paleo no hace eso.

Además, la dieta paleo se basa en comer carne en lugar de manipular la proporción de grasas, carbohidratos y proteínas para lograr un estado cetónico que utiliza la grasa como combustible.

Dieta cetogénica

Sí, la cetogénica es una dieta baja en carbohidratos, pero es también mucho más que eso.

Hay una razón por la que se está convirtiendo en una forma de alimentarse cada día más popular: ayuda a mejorar tu bienestar en general además de ayudarte a perder peso. Tendrás más energía durante el día y te sentirás saciado y lleno, reduciendo así los antojos de tentempiés poco saludables. En esencia, se come menos, pero mejor. Esto es lo que hace que la dieta keto sea tan única y exitosa y que su eficacia esté avalada por innumerables estudios y testimonios. Se trata de hecho de un método científicamente probado de equilibrar la ingesta de grasa del organismo para ayudar a lograr una pérdida de peso óptima.

Como veremos en más detalle en las próximas páginas, al utilizar la grasa en lugar del azúcar como principal fuente de energía, la dieta cetogénica induce un estado de cetosis, que se consigue cuando el cuerpo deja de recibir carbohidratos para convertirlos en glucosa. Cuantos menos carbohidratos consumas, más obligarás a tu cuerpo a quemar grasa para obtener energía en lugar de almacenarla.

Y la cetosis es un estado natural que ayudó a nuestros ancestros cazadores-recolectores a sobrevivir en la antigüedad: comían grandes cantidades de alimentos bajos en carbohidratos cuando podían, y ayunaban cuando la comida era escasa. La grasa se almacenaba y se convertía así en energía para los tiempos de escasez.

En definitiva, el estado cetogénico es un estado humano natural, lo que hace que la dieta cetogénica sea tan poderosa y exitosa.

Los resultados de la pérdida de peso en este tipo de dieta difieren entre los individuos, dependiendo de su composición corporal específica. Pero en general, el hecho de conseguir adelgazar ha sido un resultado constante en todas y cada una de ellas.

Un estudio de 2017 realizado en EE.UU. de hecho, dividió a personas que realizaban entrenamiento de Crossfit en dos grupos: ambos siguieron el entrenamiento físico, pero solo un grupo combinó la dieta cetogénica con el entrenamiento. Los resultados mostraron que los que siguieron la dieta keto disminuyeron su masa grasa y su peso mucho más que el otro grupo.

El primer grupo de hecho, mostró una media de 3,5 kilos de pérdida de peso, 2,6 por ciento de grasa corporal y 2,83 kilos de masa grasa, mientras que el otro grupo no perdió peso, grasa corporal ni masa grasa. Ambos grupos mostraron una capacidad de rendimiento atlético similar.

Otro estudio de 2012 dividió a los niños y adolescentes con sobrepeso en dos grupos: a uno se le sometió a una dieta cetogénica y al otro a una dieta baja en calorías. ¿El resultado? Los niños que siguieron la dieta keto disminuyeron su peso, su masa grasa y redujeron sus niveles de insulina considerablemente más que el grupo de bajas calorías.

Además de una pérdida de peso más rápida, una ventaja decisiva de la dieta keto sobre una dieta baja en calorías es que no pasarás hambre: a diferencia de otros tipos de regímenes, las privaciones no forman parte del estilo de vida cetogénico.

¿Cómo funciona la cetosis?

La dieta cetogénica no es magia, sino ciencia probada. Como hemos indicado antes, la cetosis es un acontecimiento natural que ocurre cuando no alimentas a tu cuerpo con suficientes carbohidratos y éste se ve obligado a buscar energía en otro lugar.

Sin duda, has experimentado la cetosis cuando te has saltado una comida o has cansado tu cuerpo con ejercicio físico. En situaciones como éstas, tu cuerpo te ayuda aumentando su nivel de cetonas. Sin embargo, la mayoría de las personas ingieren una cantidad suficiente de azúcar y carbohidratos como para evitar que se produzca la cetosis.

Nos encantan el azúcar y los hidratos de carbono, por muy malos que sean para la salud, y nuestro cuerpo los utiliza como combustible, convirtiendo cualquier exceso de glucosa en grasa y almacenándola para su uso futuro. ¿El resultado? La grasa almacenada se traduce en esa grasa de tu barriga que tanto te molesta.

Pero cuanto más restrinjas tu consumo de carbohidratos, más tu cuerpo producirá cetonas. Es decir, seguirá proporcionándonos energía, pero deberá recurrir a otra fuente. Y esa fuente alternativa es la grasa que fue cuidadosamente almacenada para emergencias. El resultado es un estado de cetosis, lo que ocurre cuando nuestro cuerpo descompone la grasa en ácidos grasos y glicerol.

Los investigadores han descubierto la mayor parte de lo que saben sobre la cetosis a partir de personas que ayunan, privándolas así de todas las fuentes de energía. Después de dos días de ayuno, el cuerpo empieza a producir cetonas a medida que descompone las proteínas disponibles y comienza a utilizar la grasa almacenada como combustible. La cetosis es el proceso natural por el que pasa el cuerpo cuando se le priva de otras fuentes de energía.

Las cetonas además ofrecen protección contra diferentes enfermedades y daños que pueden afectar al organismo.

Como se mencionó anteriormente, la dieta keto es una excelente herramienta para prevenir varias patología y mantener nuestra salud y fuerza durante más tiempo.

En una dieta cetogénica en cualquier caso, la planificación de las comidas dependerá en gran medida de tus objetivos. ¿Estás tratando de perder peso, o estás probando la dieta cetogénica para aliviar los síntomas de alguna enfermedad? En general, esta dieta consistirá de cuatro comidas al día, con un total de 100 gramos de proteína, 25-50 gramos de carbohidratos y 140-160 gramos de grasa. Esto puede, por supuesto, ajustarse a tus necesidades personales.

Por ejemplo, si estás siguiendo una dieta cetogénica para mejorar las funciones cognitivas, puedes aumentar el consumo de grasa a 90 gramos al día para así obtener resultados aún más significativos.

Dieta cetogénica y ayuno intermitente

La ciencia en la que se basa la dieta cetogénica es que el cuerpo quema grasa cuando se le priva de otras fuentes de combustible. El ayuno intermitente es una privación deliberada de alimentos y lleva el concepto un paso más allá.

El ayuno intermitente durante la dieta cetogénica significa hacer dos comidas al día o ayunar, por ejemplo, uno o dos días a la semana. El tiempo de ayuno le da al cuerpo una oportunidad de descansar y deshacerse de las toxinas. Proporciona un impulso adicional a los beneficios de la pérdida de peso de la dieta cetogénica y es una excelente forma de activar y maximizar sus beneficios.

Capítulo 9

Dieta cetogénica: cómo empezar

Estás finalmente preparado para perder peso y mejorar tu salud. Vamos entonces a ver juntos cómo empezar para que puedas disfrutar de importantes beneficios lo antes posible.

Pésate

La dieta cetogénica no te obliga a vivir constantemente pendiente de la báscula. De hecho, a medida que tu musculatura crezca, es posible que notes un ligero aumento de peso: es normal, así que no te preocupes.

Sin embargo, sobre todo si has empezado este régimen para adelgazar, es importante conocer tu peso inicial. A partir de aquí, lo más aconsejable es pesarte una vez a la semana, es decir lo suficiente para monitorear tus progresos pero sin que te acabes convirtiendo en un esclavo de la báscula.

Vacía tu despensa

Puede que tengas una grandísima fuerza de voluntad, pero no por esto deberías someterte a la "tortura" de verte rodeado de alimentos ricos en azúcares en tu propia cocina. Así que empieza con una buena limpieza y pon todos los productos "prohibidos" en una caja… y luego dónala a un vecino que la quiera o a un comedor social. Si tienes familia, intenta involucrarla. Si se niegan a abstenerse de comer carbohidratos y azúcar, al menos pídeles que intenten no hacerlo en tu presencia o fuera de casa, sobre todo al principio.

Qué pasa con tus comidas favoritas

Tal vez la idea de tener que renunciar a tus comidas favoritas (arroces, pasta, pizza…) te haya impedido hasta ahora darle una oportunidad a la dieta cetogénica.

Entonces piensa que por cada plato (o casi) rico en carbohidratos que te guste, puedes encontrar un sustituto que sea igual de sabroso.

Pero en esta búsqueda hay que tener mucho cuidado con las etiquetas y los anuncios, que a menudo resultan más bien engañosos. Muchos artículos que prometen ser "bajos en carbohidratos" y que se venden en el mercado simplemente... ¡han sustituido los carbohidratos por azúcar!

Por eso es importante aprender a leer " de verdad" las etiquetas y, por supuesto, mantenerse alejados de estos productos y buscar sustitutos más saludables. Lo mismo ocurre con todo lo que lleva la etiqueta "bajo en grasa", que inevitablemente significa azúcares añadidos.

En cambio, prueba a convertir platos que te gustan pero que contienen muchos carbohidratos en alternativas saludables. ¿Algún ejemplo? Si te apetece un sandwich, utiliza "envoltorios" de lechuga en lugar de pan blanco.

¿Te mueres por comerte un arroz? Prueba a rallar una coliflor y ¡ya verás lo mucho que da el pego!

¿No puedes renunciar a un plato de pasta? Haz "zoodles" de calabacín, cortando este último en rodajas o utilizando un cortador en espiral

¿Te apetece un postre? En la dieta cetogénica, puedes preparar tu plato favorito, pero utilizando harina de almendras y puré de manzana sin azúcar y/o aguacate para endulzar.

No olvides además el aceite de coco, que puedes utilizar como sustituto de la mantequilla para saltear, freír y hornear y que tiene muchos beneficios para la salud.

Mantén siempre un buen nivel de hidratación

La dieta cetogénica tiende a reducir los niveles de insulina, por lo que los riñones pueden excretar más líquido de lo habitual. Así que es importante beber siempre mucha agua.

¡Cuidado con los condimentos!

No puedes olvidar que los condimentos también cuentan en una dieta.... ¡y especialmente en la cetogénica! El ketchup por ejemplo contiene muchísimo azúcar. Así que cuidado con lo que utilizas para aliñar tus ensaladas, sobre todo cuando estás fuera de casa.

Controla tu nivel de cetonas

Es muy importante saber cómo el cuerpo está respondiendo a la dieta cetogénica al comenzar la misma. Es posible hacerlo mediante una sencilla análisis de orina o también adquiriendo un medidor de cetonas en sangre y, a poder ser, realizando la prueba a primera hora de la mañana.

Los amigos y la familia pueden ser un apoyo...¿o no?

Es posible que las personas que te rodean no entiendan lo que estás haciendo. A la hora de comer juntos, pueden presionarte sutilmente (o no tan sutilmente) diciéndote algo como: "Prueba solo un poco de pasta" o "Un trozo de pastel no te matará", o incluso "¡Pero si esto lo he cocinado especialmente para ti!"
Así que recuerda: habrá momentos más fáciles y otros en los que necesitarás sacar toda tu determinación para cumplir con la dieta. Explica a tus amigos y familiares que esto es importante para ti y recuerda que los esfuerzos que estés haciendo son para el bien de tu salud.

Planea tus viajes con antelación

Viajar mientras se sigue una dieta, en este caso la cetogénica, puede ser un reto en ocasiones, así que es importante tener en cuenta algunos pequeños truquillos.

En general, lo más fácil es alojarse en un apartamento o Airbnb para que puedas preparar tú mismo las comidas. Así mismo, cuando sales a visitar tu ciudad de destino, también es aconsejable que te lleves contigo algún pequeño tentempié saludable, frutos secos por ejemplo.

Y si quieres comer fuera, lo más inteligente es echar antes un ojo en internet a los restaurantes que más llaman tu atención o que se encuentran en la zona donde tienes pensado cenar: ¡así sabrás de antemano cuales cuentan con más opciones que se adaptan a tu nueva dieta!

Ya verás de hecho, como hoy en día hay muchas más alternativas de las que te imaginarías.

Incluso los lugares de comida rápida tienen ensaladas y en casi cualquier restaurante podrás encontrar carne, pescado y verduras.

Incluso te resultará bastante sencillo comer en un restaurante chino. Tendrás que abstenerte de comer arroz, pero podrás disfrutar de sopas, pescado al vapor con verduras, platos a base de huevo... ¡No te faltarán las opciones!

No olvides hacer ejercicio

Como indicado, la dieta cetogénica te ayudará a sentir más energía. ¡Pero si quieres aumentar tu masa muscular no olvides incorporar también el ejercicio en tu rutina diaria! Puedes apuntarte al gimnasio o hacer algo incluso más sencillo como caminar más o dejar el ascensor y subir cada día las escaleras.

Cuánto tiempo seguir una dieta cetogénica

La cantidad de tiempo que dure tu dieta puede variar y, preferiblemente, deberías hablar de ello con tu médico. Las personas que utilizan la dieta cetogénica para perder peso suelen seguir este régimen alimentario durante varias semanas, hasta que han logrado un objetivo, y luego pasan a una dieta de alimentación de mantenimiento…. ¡para no volver a sus antiguos hábitos alimenticios!

Pero si estás siguiendo la dieta cetogénica por razones médicas o terapéuticas, habla con tu médico para saber con seguridad si debes continuar con este régimen durante un período de tiempo más largo.

Capítulo 10

Consejos imprescindibles para seguir una dieta cetogénica

A continuación, detallamos algunos consejos que te resultará muy fácil seguir y que podrán ser extremadamente útiles para que tu dieta cetogénica sea todo un éxito.

Vamos allá.

1) Empieza el día con un buen desayuno cetogénico.

Dedicar un poco de tiempo para comenzar bien el día es importante y tomar un desayuno rico en proteínas y grasas saludables, te ayudará a sentirte saciado durante varias horas y a controlar mejor lo que vas a comer a lo largo del día. Además, tomar un desayuno bajo en carbohidratos puede ayudar a restablecer los niveles de glucosa en tu cuerpo. Así que céntrate en consumir alimentos ricos en proteínas, como la leche, los frutos secos, las semillas y los huevos.

Saltarse el desayuno afecta al estado de ánimo y a la función cognitiva. Además, puede provocar hipertensión, colesterol alto y presión arterial elevada.

Varias investigaciones además apuntan a que las personas que se saltan el desayuno tienen niveles de fatiga medianamente más altos a lo largo de todo el día.

En definitiva, recuerda que tu cuerpo necesita repostar a primera hora de la mañana, ¡así que no te saltes el desayuno!

2) Come comida de verdad.

Esto significa que en una dieta cetogénica tendrás que comer alimentos enteros y no procesados que sean ricos en nutrientes. Es muy importante evitar los aditivos químicos y la comida basura. Por lo tanto, céntrate en los alimentos enteros, orgánicos e intenta comer la mayor cantidad posible de vegetales.

3) Aprende a leer las etiquetas de información nutricional.

Como hemos indicado antes, los anuncios y las cajas de los productos pueden transmitir información engañosa y prometer algo nutricionalmente muy lejos de lo que realmente los productos ofrecen. Por eso es tan importante saber "descifrar" la información nutricional. Así que lo primero es lo primero: el producto tiene que ser bajo en carbohidratos. A continuación, comprueba si hay azúcares ocultos, ya que éstos son el "enemigo número uno" en una dieta keto.

La mayoría de los alimentos procesados contienen azúcares de este tipo ya que realzan el sabor y ayudan a conservar los alimentos. Los edulcorantes más comunes son azúcar, azúcar moreno, sacarosa, jarabe de azúcar, jarabe de maíz de alta fructosa, azúcar invertido, azúcar de caña, jarabe de maíz, azúcar turbinado, edulcorante de maíz, dextrosa, fructosa, zumo de frutas concentrado, maltosa, glucosa, lactosa, jarabe de malta y jarabe de sorgo. Todos ellos no aportan ningún beneficio para la salud.

También debes evitar los siguientes ingredientes: caramelo, jugo de caña de azúcar, dextrina, malta de cebada, azúcar de remolacha, jarabe de mantequilla, jarabe de algarroba, dátil, diastasa, malta diastásica, sirope dorado, jarabe de refinería y maltol etílico.

Las estadísticas indican que el estadounidense medio consume casi 30 kilos al año de azúcar o, dicho de otro modo, 22 cucharaditas de azúcares añadidos al día. Si estás buscando un edulcorante, o un producto que contenga edulcorantes saludables, debes optar por uno que no incluya sustancias químicas y que siga estando dentro del límite diario de carbohidratos. La estevia y el fruto del monje son edulcorantes naturales que aportan beneficios para la salud.

Además, la estevia es trescientas veces más dulce que el azúcar y no tiene impacto en los niveles de azúcar de la sangre. Importante: cuando compres estevia, intenta buscar un producto puro y ecológico.

El fruto del monje por otro lado, es un edulcorante natural y sin calorías y tiene importantes propiedades antiinflamatorias y antioxidantes.

4) No dejes que la dieta te pille desprevenido

Especialmente si estás empezando, la forma más sencilla de incluir todos los alimentos "correctos" en tu comida es seguir un esquema, es decir elegir un alimento por cada una de las siguientes categorías:

Proteínas - Pollo, carne de res, cerdo, pavo, pescado, mariscos, huevos, tofu, seitan, etc.

Verduras (bajas en carbohidratos) - Coliflor, brócoli, calabacín, coles de Bruselas, pepinos, pimientos, etc.

Grasa - Mantequilla, aceite, manteca, aguacate, mayonesa, frutos secos, etc.

Para que este proceso resulte lo más fácil posible es importante que tu primer día de dieta cetogénica no te pille desprevenido, así que: ¡llena tu nevera!

Estos son algunos de los alimentos que no deberían faltar en ella:

Grasas saludables como el aceite de aguacate, la mantequilla y el aceite de coco.

Verduras de hoja verde como lechuga, espinacas y col rizada.

Verduras bajas en carbohidratos como el calabacín, la coliflor y los espárragos.

Carnes como la de vaca y de cerdo, de pollo y de pavo.

Mariscos y pescado.

Lácteos enteros, como el queso y la nata líquida.

Huevos.

Fruta baja en carbohidratos como los aguacates (la excepción dentro de los diferentes tipos de fruta, que no necesita ser moderada), las frambuesas y el coco.

Y además de la nevera, ¡no descuides la despensa!
De hecho, los ingredientes de la despensa son los más propensos a tener un alto contenido en carbohidratos, así que no olvides llenar la tuya con productos aptos para la dieta cetogénica. Aquí algunos ejemplos:

Hierbas y especias como la albahaca, el eneldo y la canela.

Condimentos bajos en carbohidratos como la mayonesa, la salsa picante y la mostaza.

Frutos secos y semillas como almendras, nueces de macadamia y semillas de chía y de girasol.

Edulcorantes sin azúcar como el eritritol, el fruto de monje y la alulosa.

Harinas bajas en carbohidratos como la harina de almendras, la harina de coco y la harina de semillas de lino.

Bebidas sin azúcar como el agua, el café y el té.

5) Comienza poco a poco

Si vas a empezar una dieta cetogénica y estás acostumbrado a comer una gran cantidad de carbohidratos y azúcar, tienes que saber que cortar todo de golpe podría resultar en un "shock" para tu organismo. Y esto podría temporalmente causarte los síntomas de la gripe cetogénica (hablaremos de ello dentro de poco) y antojos: nada grave de por sí, pero si puedes ahorrarte estas molestias, ¿porqué no hacerlo?

Así que para que tu cuerpo pueda adaptarse a la dieta cetogénica de forma progresiva e indolora, recuerda:

- Elimina los alimentos gradualmente: primero todo empieza por los azúcares, como los refrescos y los dulces, después los carbohidratos complejos como el pan y la pasta, y por último las verduras con almidón.

- Escucha las señales de tu organismo. Si has terminado de comer y todavía tienes hambre (es posible que al principio te pase, especialmente si estás acostumbrado a grandes ingestas de alimentos ricos en azúcares y carbohidratos), intenta beber agua, lavarte los dientes, o simplemente esperar 25 minutos para que tu cerebro se "ponga al día". Si después de eso sigues teniendo hambre, prueba con un tentempié salado como aceitunas o pepinillos.

6) Mantén una buena hidratación

Este es sin dudas uno de los consejos más importantes para el éxito de una dieta cetogénica, pero no siempre es fácil de seguir. A menudo el día a día nos mantiene tan ocupados que literalmente nos olvidamos de hidratar nuestro cuerpo. En cambio, sería aconsejable beber 1 litro de agua filtrada dentro de la primera hora de despertar y otro litro antes del mediodía.

Smoothies, café y té son otros grandes aliados para la hidratación de nuestro organismo a lo largo de toda la jornada.

7) Consume suficientes sodio:

Estamos acostumbrados a escuchar que tenemos que reducir nuestro consumo de sodio. De hecho, muchas personas hoy en día luchan con una alta proporción de sodio/potasio. Esto se debe al hecho de que cuando seguimos una dieta más alta en carbohidratos, de forma natural tendemos a tener niveles más altos de insulina. Y la insulina afecta a nuestros riñones de tal manera que éstos retienen el sodio, lo que puede llevar a una relación sodio/potasio más alta.

Cuando seguimos una dieta cetogénica baja en carbohidratos, tenemos niveles de insulina más bajos y, por lo tanto, nuestros riñones excretan más sodio, lo que puede llevar a una relación sodio/potasio más baja y a una mayor necesidad de sodio en la alimentación.

Por esto, en una dieta baja en carbohidratos es importante tratar de obtener 3-5 gramos adicionales de sodio de los alimentos naturales y mediante el uso de una sal rosa como la sal marina del Himalaya.

Una cucharadita de sal rosa equivale a 2 gramos de sodio. A continuación, vemos algunas formas sencillas de incorporar sodio a nuestra alimentación y así favorecer los resultados de la dieta cetogénica:

1) Sé generoso con la cantidad de sal marina o sal rosa que usas en tus alimentos.
2) Toma caldo orgánico
3) Consume algas de mar como el kelp, la nori y la dulse
4) Come apio y pepino, que son bajos en carbohidratos y tienen sodio natural
5) Toma semillas de calabaza germinadas y saladas o nueces de macadamia saladas como tentempié.

8) Entrena con regularidad:

Hemos hablado mucho de lo que se debería y no debería comer en una dieta cetógenica, pero para maximizar sus beneficios y ayudar nuestro organismo a perder peso no podemos olvidarnos de la importancia de la actividad física.
De hecho, el ejercicio regular de alta intensidad ayuda a activar la molécula transportadora de glucosa llamada receptor GLUT-4 en el hígado y el tejido muscular. El receptor GLUT-4 actúa para extraer el azúcar del torrente sanguíneo y almacenarlo como glucógeno hepático y muscular. Pues bien, el ejercicio regular duplica los niveles de esta importante proteína en el músculo y el hígado.

Se trata de una adaptación muy importante para mantener el estado de cetosis porque te permitirá incluir un poco más de carbohidratos en la dieta ya que el cuerpo quiere almacenarlos en el tejido muscular y hepático.

Los ejercicios compuestos que utilizan múltiples grupos musculares tienen el mayor impacto en la actividad del receptor GLUT-4. Entre ellos se encuentran las sentadillas, los levantamientos de peso muerto, las flexiones de brazos, o las filas inclinadas.

La incorporación de un programa de ejercicio regular que incluya estos ejercicios de entrenamiento de resistencia junto con carreras de velocidad y ejercicios de baja intensidad, como caminar, ayuda a equilibrar el azúcar en sangre y a mejorar la capacidad de entrar y mantener el estado de cetosis.

Pero asegúrate de no exagerar. En pequeñas cantidades, los entrenamiento de alta intensidad son muy útiles. Pero si entrenas demasiado tu cuerpo, segregarás mayores cantidades de hormonas del estrés que harán subir el azúcar en sangre y te sacarán de tu estado de cetosis.

A continuación, vemos un ejemplo de plan de ejercicio que podría ayudarte:

Día 1: Entrenamiento de resistencia de la parte superior del cuerpo durante 20 minutos

Día 2: Entrenamiento de resistencia de la parte inferior del cuerpo durante 20 minutos

Día 3: Paseo de 30 minutos por la ciudad, campo o playa

Día 4: Entrenamiento de resistencia de la parte superior del cuerpo durante 20 minutos

Día 5: Entrenamiento de resistencia de la parte inferior del cuerpo durante 20 minutos

---

Días 6 y 7: Actividades recreativas y paseo

Recuerda: sobre todo si nunca has entrenado o hecho ejercicio, busca la ayuda de un entrenador profesional para que pueda ayudarte a crear un plan personalizado, monitorear tus progresos y ayudarte a realizar los diferentes ejercicios de la forma correcta.

9) Mejora tu funcionamiento intestinal:

El estreñimiento suele ser es un posible desafíos de las personas que siguen una dieta cetogénica. Y si estás estreñido, no podrás permanecer en un estado de cetosis, ya que esta condición aumenta las hormonas del estrés y el azúcar en la sangre. El estreñimiento es a menudo debido a uno de los siguientes factores:

☐   Problemas anteriores con el estreñimiento debido al sobrecrecimiento bacteriano del intestino delgado (SIBO) o al sobrecrecimiento de cándida.

☐   No consumir suficientes verduras, alimentos fermentados y bebidas saludables.

☐   Deshidratación.

☐   Consumo inadecuado de electrolitos (sodio, potasio, calcio y magnesio en particular.)

☐   Estrés crónico, que bloquea las contracciones gastrocólicas.

Uno de los principales consejos para remediar esta condición pasa por corregir cualquier problema de sobrecrecimiento bacteriano consumiendo, siempre y cuando sean bien tolerados, alimentos fermentados como kimchi, chucrut, vinagre de sidra de manzana, encurtidos, etc.

También es recomendable tomar suplementos de magnesio, consumir mucha agua y añadir sales rosas para obtener más sodio. Tomar un smoothie verde todos los días también ayudará a aumentar los niveles de potasio, magnesio y calcio.

10) Come la cantidad de proteínas adecuadas para tu cuerpo:

A menudo, las personas que siguen una dieta cetogénica acaban consumiendo una cantidad demasiado elevada de proteínas. Si esto pasa, tu cuerpo puede convertir los aminoácidos en glucosa a través de un proceso bioquímico llamado gluconeogénesis. Pero esto depende de cada individuo: algunas personas pueden comer toneladas de proteínas y permanecer en cetosis mientras que otros no lo logran, por eso es importante que experimentes y aprendas a conocer tu cuerpo.

Algunas de las variables más importantes en este sentido tienen que ver con el entrenamiento físico: la frecuencia, el nivel de intensidad de ejercicio, el tipo de ejercicio (de resistencia o de tipo aeróbico), el deseo de ganar músculo o la mayor necesidad de perder kilos. Para poner un ejemplo, una persona que realiza un entrenamiento de resistencia intenso para ganar músculo necesitará más proteínas que otra que tiene la misma talla y realiza un entrenamiento aeróbico para perder peso. Y otra persona que pesa lo mismo pero que sólo camina para hacer ejercicio, necesitará incluso menos que las dos anteriores.

11) Elige los carbohidratos de forma inteligente:

Si has llegado hasta aquí, deberías haber aprendido que la dieta cetógenica es baja en carbohidratos... pero seguir tomando una pequeña cantidad de carbohidratos de fuentes ricas en nutrientes como las verduras sin almidón y las frutas de bajo índice glucémico como el limón, la lima y/o las bayas es una excelente opción.

Una posible forma de incorporar estos carbohidratos a tu plan de alimentación pasa por incluirlos en tu dieta una vez por semana. En ese particular día podrás aumentar tu cantidad de carbohidratos añadiendo fuentes densas en nutrientes como más cantidad de bayas o una patata dulce. En los días bajos en carbohidratos en cambio, evita las verduras como patatas, calabaza, boniato, etc. y reduce las bayas a un pequeño puñado como mucho.

De esta forma, en una semana, tendrás 6 días bajos en carbohidratos con no más de 1 ración de fruta (que no sea limón/lima) y sin verduras con almidón y mantendrás los carbohidratos en aproximadamente 40 gramos.
Y 1 día con más carbohidratos, con, por ejemplo, 2 raciones de fruta rica en antioxidantes y de bajo índice glucémico y 1 o 2 raciones de verduras con almidón (calabaza, ñame, boniato, zanahoria o remolacha) permitiéndote así llegar a los 80 gramos de carbohidratos netos.

12) Controla tus niveles de estrés:

¿Lo sabías? El estrés crónico puede apagar tu capacidad de estar y mantenerte en un estado de cetosis.

Si estás pasando por un período difícil de tu vida de hecho, mantenerte en un estado de cetosis podría no ser el más adecuado y realista de tus objetivos. Cuidado: esto no significa que debes empezar a comer carbohidratos a todas horas, sino que debes reajustar tu meta para sencillamente mantenerte en una dieta baja en carbohidratos y antiinflamatoria.

El estrés eleva las hormonas del estrés que sirven justamente para elevar el azúcar en la sangre para que puedas luchar o huir de los estresores. Algo sin duda positivo cuando se trata de periodos muy cortos de tiempo, pero que, a largo plazo, acaba elevando tu azúcar en la sangre y bajando las cetonas.

Así que si quieres conseguir todos los objetivos de tu dieta cetógenica (¡y vivir de forma más sana en general!) busca estrategias y trabaja también para conseguir reducir tu carga de estrés y poder disfrutar de una vida más relajada.

13) Disfruta de un sueño de calidad:

No nos cansaremos de decirlo: la falta de sueño también influye (¡negativamente!) en los resultados de una dieta. Si duermes mal, elevarás tus hormonas del estrés y provocarás problemas de desregulación del azúcar en la sangre. Así que asegúrate de acostarte pronto (antes de las 11 de la noche) y de descansar en una habitación completamente oscura. Lo más aconsejable sería dormir de 7 a 9 horas cada noche dependiendo también de tus niveles de estrés (más estrés significa que necesitas más sueño) y de la cantidad que sientas que necesitas para sentirte bien y mentalmente alerta durante el día.

Mantén tu habitación fresca y prueba a utilizar un antifaz para bloquear cualquier tipo de luz que pueda interrumpir la melatonina. Si eres extremadamente sensible al sonido o vives en una calle muy ruidosa, el uso de tapones para los oídos también podrá resultarte muy útil.

Capítulo 11

Dieta cetógenica y posibles efectos adversos

Si llevada a cabo de forma correcta, la dieta cetógenica puede tener importante ventajas para la salud y llevarte a perder peso de forma sencilla y segura. Pero existen también algunos efectos adversos relacionados con esta forma de alimentarse que es importante conocer y tener en cuenta:

1. Gripe Cetogénica

Algunas personas se sienten enfermas cuando comienzan la cetosis. A veces puede haber vómitos, malestar gastrointestinal, mucha fatiga y sueño. Esta llamada gripe cetogénica puede ocurrir después de unos días del comienzo de la dieta.

Según Josh Axe, doctor estadounidense en medicina natural y nutricionista clínico, se estima que alrededor del 25% de las personas que prueban una dieta keto experimentan estos síntomas, siendo la fatiga el más común. Esto ocurre porque el cuerpo se queda sin azúcar para quemar y tiene que empezar a usar la grasa. Esta transición puede provocar que el organismo se sienta cansado durante unos días.

Lo más aconsejable para minimizar los efectos de la gripe cetógenica es beber mucha agua u otras bebidas como té verde matcha o café orgánico y descansar todo lo posible. Y, por supuesto, buscar ayuda profesional si los síntomas persisten.

2. Diarrea

Este puede ser otro efecto colateral de la dieta cetógenica, de hecho algunas personas hablan incluso de "diarrea cetógenica".

Dicha condición puede deberse a que la vesícula biliar -el órgano que produce la bilis para ayudar a descomponer la grasa en la dieta- se siente "abrumada" por los recientes cambios en la alimentación.

La diarrea también puede deberse a la falta de fibra en la dieta cetogénica, que puede ocurrir cuando alguien reduce drásticamente los carbohidratos pero no los complementa con otros alimentos ricos en fibra, como las verduras.

Por último, esta dolencia podría incluso estar relacionada con una intolerancia a los productos lácteos o a los edulcorantes artificiales, que podrías acabar ingiriendo en mayores cantidades al cambiar a un estilo de vida alto en grasas y bajo en carbohidratos.

3. Cetoacidosis diabética

Si tienes diabetes tipo 1 o tipo 2, no debes empezar una dieta keto sin contar con el permiso de tu médico y su estrecha supervisión. La cetosis puede ser muy útil para las personas que tienen problemas de hiperglucemia, pero hay que vigilar atentamente los niveles de azúcar en la sangre y los de glucosa.

En las personas con diabetes de hecho, la cetosis puede desencadenar una peligrosa condición llamada cetoacidosis. Esto ocurre cuando el cuerpo almacena demasiadas cetonas -ácidos producidos como subproducto de la quema de grasas- y la sangre se vuelve demasiado ácida, lo que puede dañar el hígado, los riñones y el cerebro.

También se han registrado casos de cetoacidosis en personas sin diabetes que seguían dietas bajas en carbohidratos, aunque esta complicación es bastante rara. Los síntomas de la cetoacidosis incluyen sequedad de boca, micción frecuente, náuseas, mal aliento y dificultades para respirar. Así que, una vez más, ¡habla con tu médico!

4. Reducción del rendimiento deportivo

Algunos atletas hablan maravillas de la dieta cetogénica, no sólo para la pérdida de peso, sino para mejorar el rendimiento deportivo. Pero en un estudio publicado en el Journal of Sports Medicine and Physical Fitness, se evidencia que los participantes se desempeñaban peor en tareas de ciclismo y carrera de alta intensidad después de cuatro días de dieta cetogénica, en comparación con los que habían pasado cuatro días con una dieta alta en carbohidratos. Esto podría deberse a que el cuerpo se encuentra en un estado más ácido cuando está en cetosis, lo que puede limitar su capacidad para rendir al máximo.

5. Recuperación de peso

Debido a que la dieta cetógenica es una dieta restrictiva, los expertos en salud suelen indicar que no es una opción que debería seguirse a largo plazo. El problema, es que si una vez acabado el periodo de dieta, las personas vuelven a comer exactamente como lo hacían antes, entonces recuperarán rápidamente el peso que han perdido.

Por eso, es tan importante, una vez que llegues al objetivo de peso que te habías fijado, seguir comiendo de una forma no tan restrictiva pero si controlando determinados alimentos. Y, sobre todo, intentar hacerlo seguido de la ayuda de un profesional.

6. Mala alimentación y dieta desequilibrada

Cuando se hace bien, la dieta cetógenica incluye muchas verduras y fuentes magras de proteína. En cambio, algunas personas se acaban hinchando a comer tocino y mantequilla, algo que puede elevar los niveles de colesterol y aumentar el riesgo de sufrir diabetes. Por eso es tan importante centrarse en los alimentos no procesados, incluir grandes cantidades de verdura y buscar el asesoramiento de un profesional de la salud que pueda seguir tu evolución y monitorear de cerca los alimentos que incluyes en tu dieta.

En otras palabras, la dieta cetogénica no es una excusa para comer cuatro veces al día mantequilla y tocino, aunque algunas personas pueden tratar de hacer precisamente eso.

Capítulo 12

Dieta Cetogénica y Plan de Alimentación de 21 días

Ahora que conoces las bases de la dieta cetógenica, a continuación encontrarás un plan de comida fácil para que puedas tener una orientación clara y detallada de lo que deberías comer en tres semanas de dieta keto.

Empezamos:

DÍA 1

Desayuno - 1 cucharada de mantequilla de cacahuete y 1 rebanada de pan keto

Almuerzo - Pavo al curry y ensalada

Cena – 2 hamburguesas de abadejo ahumado, ensalada con limón y 1 tomate

DÍA 2

Desayuno - 2 huevos duros y 1 batido con 1/2 taza de leche de coco y proteína en polvo

Almuerzo – Arroz de coliflor y entrecot

Cena - Bacalao negro con salsa de crema de mostaza, nueces y tomates

DÍA 3

Desayuno - Tortilla de pimiento y cebolla con queso de cabra y almendras

Almuerzo - 1 taza de espinacas crudas con vinagre de sidra de manzana y filete de tofu

Cena - Ensalada de pollo y aguacate

DÍA 4

Desayuno - Tortilla con verduras y 1 puñado de nueces

Almuerzo – Filete de tempeh con ensalada de col y semillas de chia

Cena - Alitas de pollo al ajo y limón y 1 tomate

DÍA 5

Desayuno - Huevos cocidos con aguacate y un yogurt natural

Almuerzo – Filete a las finas hierbas y ensalada mixta con zumo de limón

Cena – Zoodles con queso gratinado y nueces

DÍA 6

Desayuno - Frittata al estilo griego con hierbas y 1 panecillo keto

Almuerzo – Arroz de coliflor con salmón y frutos secos

Cena - Ensalada de tomate, pepino, pimientos, queso feta y almendras. Un puñado de frutos rojos de postre.

DÍA 7

Desayuno – Huevos caseros al curry

Almuerzo - Zuppa di pomodoro italiana y 1 taza de champiñones fritos con 1 cucharadita de mantequilla

Cena - Alitas de pollo con salsa de queso y alcachofas

DÍA 8

Desayuno - Huevos revueltos con 1 tomate y 1/2 taza de yogur griego

Almuerzo - Hamburguesa (sin pan) con queso, champiñones y 1 ración de arroz de coliflor

Cena - Ensalada de salmón y frutos secos

DÍA 9

Desayuno – 2 rebanadas de pan keto con aguacate y 1/2 taza de leche de almendras sin azúcar

Almuerzo - Estofado de tofu y zoodles

Cena - Pastel de queso, col rizada y un puñadito de bayas

DÍA 10

Desayuno – Tortilla de huevos y 1 puñado de nueces

Almuerzo - Sopa de calabacín y espinacas y 1/2 pechuga de pollo

Cena – Filete de ternera, ensalada y 1 tomate

DÍA 11

Desayuno - 1 cucharada de mantequilla de cacahuete y 1 rebanada de pan keto

Almuerzo - 1 ración de ensalada de col y pechuga de pollo al limón con semillas de chia

Cena – Coliflor y pastel de jamón y queso

DÍA 12

Desayuno - 1/2 taza de yogur griego desnatado y pan keto con crema de almendras

Almuerzo - 1 porción de verduras a la parrilla bajas en carbohidratos y filete de tempeh

Cena – Ensalada de frutos del mar

DÍA 13

Desayuno - Crepes con mantequilla de cacahuete y coco

Almuerzo – Wok de verduras con carne roja y frutos secos

Cena – Sopa de tomate con queso

DÍA 14

Desayuno – Omelette con espinacas y té verde

Almuerzo – Pescado blanco al horno con calabacín y frutos secos

Cena – Sopa de Cebolla

DÍA 15

Desayuno – Medio aguacate, queso y café negro

Almuerzo - Salmón al curry con verduras asadas bajas en carbohidratos

Cena – Suflé de Atún y Brócoli

DÍA 16

Desayuno – Sofrito vegetal, 1/2 taza de queso al estilo griego y té verde

Almuerzo – Ensalada de pollo con humus y un puñadito de bayas

Cena - Berenjena con hierbas y queso; galletas de mantequilla de almendras y chocolate de postre

DÍA 17

Desayuno - 2 huevos duros y 2 rebanadas de queso cheddar

Almuerzo – Chuleta de cerdo y ensalada verde con 1 tomate y semillas de chia

Cena – Salmón asado con ensalada caprese

DÍA 18

Desayuno – 2 rebanadas de pan keto con aguacate, un puñado de frutos rojos y 1 taza de té verde

Almuerzo - 1/2 pechuga de pollo a la plancha y coliflor con queso

Cena – Hamburguesa (sin pan) de pescado con ensalada verde, 1 tomate y semillas de chia

DÍA 19

Desayuno – Huevos revueltos con jamón y perejil y una taza de té verde

Almuerzo – Carne de ternera con brócoli al vapor y pepino

Cena – Ensalada de lechuga, espinacas, rúcula y algas nori

DÍA 20

Desayuno – Yogur de coco con un puñadito de bayas y frutos secos

Almuerzo – Carne roja con y rúcula con pepino y champiñones

Cena – Crema de calabacín con ghee y pescado blanco al horno

DÍA 21

Desayuno – 1/2 taza de yogur griego desnatado y pan keto con crema de almendras y té verde

Almuerzo – Rúcula con aguacate y tofu a la plancha

Cena – Verduras al horno, carne blanca al vapor y semillas de lino

Con este plan ya cuentas con muchas ideas sencillas y rápidas de preparar para empezar tu nueva dieta. En cualquier caso recuerda que no estás obligado a seguir al pie de la letra estas propuestas: puede que haya alimentos que no te gustan o que no tienes en casa en ese determinado momento. Lo importante es que tengas una visión general de los alimentos que están permitidos y de los que en cambio deberían quedarse fuera de tu plato: a partir de aquí, juega con las diferentes combinaciones para crear el menú perfecto para ti y para conseguir adelgazar de forma fácil y efectiva.

¿Y si te entra hambre entre las comidas? No te preocupes, hay varios tentempié "keto" que puedes picar entre horas (sin exagerar, ¡claro!). ¿Algún ejemplo? Huevos duros, zanahorias pequeñas, yogurt entero con bayas, frutos secos, aceitunas o palitos de queso.

Capitulo 13

Dieta cetogénica y Alimentación Vegana

Si no comes productos de origen animal es posible que, llegado hasta aquí, te estés preguntando si puedes seguir una dieta cetogénica. La respuesta es sí: como habrás podido ver en los ejemplos del plan de alimentación hay proteínas vegetales como el tofu y el tempeh que están "admitidas" en la dieta keto y otros elementos que puede fácilmente ser remplazados por versiones veganas como, por ejemplo, la leche, la mantequilla o los yogures.

En cualquier caso, vamos a ver a continuación un listado de alimentos que las personas que siguen una dieta cetogénica vegana pueden comer:

Tofu

Tempeh

Seitan

Leche de soja, coco o almendras sin azúcar

Yogur de coco o soja sin azúcar

Mantequilla vegana

Quesos a base de soja y frutos secos

Frutos secos y mantequillas de nueces

Semillas

Aceites, incluidos el aceite de coco, el aceite de oliva, el aceite de aguacate y los aceites de frutos secos

Aguacate

Pequeñas cantidades de bayas

Verduras sin almidón, como:
verduras de hoja verde
brócoli
coliflor
pepino
setas
pimientos
calabacín

Algas marinas, como las nori

Condimentos, como:
sal
pimienta
especies
zumo de limón
hierbas frescas
levadura nutricional

Café y té

Edulcorantes naturales como la estevia

Como posiblemente ya sabrás, se asocian un gran número de beneficios para la salud con las dietas veganas y cetogénicas, pero no hay estudios de investigación que examinen lo que sucede cuando las dos se combinan juntas.

Lo más parecido a un ensayo clínico de dieta cetogénica vegana se llevó a cabo en 2013, comparando una dieta vegana, baja en carbohidratos (también conocida como "Eco-Atkins") con una dieta lacto-ovo vegetariana alta en carbohidratos.

Aunque al grupo vegano y bajo en carbohidratos se le permitió un 26% de carbohidratos al día, sus resultados fueron significativamente mejores que los del grupo alto en carbohidratos. Al cabo de seis meses, experimentaron una pérdida de peso de un kilo más y una mayor reducción de colesterol y triglicéridos.

Estos resultados siguen la línea de los beneficios que los investigadores han encontrado para las dietas veganas y las dietas keto.

Las dietas sin productos de origen animal, por ejemplo, han demostrado que reducen el riesgo de padecer varias enfermedades crónicas, como las cardiopatías, la diabetes y ciertos tipos de cáncer. Las personas que adoptan dietas veganas también tienden a perder más peso que las que incluyen productos animales como la carne y los lácteos en su dieta.

En definitiva, al combinar estos dos enfoques los beneficios pueden ser múltiples, aunque será aún más recomendable seguir los consejos y la supervisión de un especialista de la salud.

Así mismo, también es aconsejable seguir las siguientes recomendaciones:

- Come toda la comida real que te sea posible y limita el consumo de carnes vegetales y productos de soja excesivamente procesados, comida basura (vegana o no, ¡la comida basura nunca es una buena idea!), etc.

- Toma un suplemento vegano de B12

- Intenta preparar las semillas y los frutos secos que consumes: cuando esto resulte posible el remojo y la germinación ayudan a desactivar las proteínas que fijan los minerales y que dificultan su absorción.

- Come natto (soja fermentada) o verduras de hoja verde como la col rizada para obtener suficiente vitamina K2.

- Toma un suplemento vegano de vitamina D3.

- Come algunos alimentos fermentados como el chucrut y el kimchi para mejorar la digestión y la absorción de vitaminas y minerales.

- Mantén sanas las tiroides comiendo alimentos ricos en yodo como las algas y aumentando el consumo de selenio.

- Toma un suplemento de zinc si notas posibles síntomas de deficiencia de este mineral, como piel seca o dolor de garganta más a menudo de lo habitual.

- Maximiza la absorción de hierro tomando alimentos ricos en vitamina C, como el limón.

Conclusiones

Ahora, ya tienes en tus manos toda la información más importante para empezar con éxito la dieta cétogenica y lograr así así perder peso, sentirte mejor y disfrutar de una renovada energía.

Pero es probable que, si has llegado has aquí, te estés preguntando qué tendrás que hacer una vez que hayas conseguido alcanzar tu objetivo y hayas perdido los kilos que te habías propuesto... ¿Deberías abandonar la dieta keto?

Primero de todo tienes que pensar que mantener tu peso ideal puede ser incluso más difícil que perder kilos en primer lugar. Además, cuando se interrumpe la dieta keto, es posible que el metabolismo ralentice, haciendo más difícil el mantenimiento del peso.

Lo primero es más importante, si tu dieta de antes estaba rica en carbohidratos, azúcares y alimentos procesados, es no retomar estas malas costumbres... acabarías volviendo a ganar peso rápidamente y, sobre todo, ¡le estarías haciendo un flaco favor a tu propia salud! Las siguientes opciones en cambio, pueden sin duda beneficiar el mantenimiento de tu estado de salud y forma física actual.

Así que toma nota:

1) Seguir con la dieta cétogenica

Continúa con la dieta keto, que tan buenos resultados te ha dado, pero consume más alimentos. No se trata de ingerir alimentos diferentes y ricos en carbohidratos, sino de seguir con los mismos pero en cantidades algo mayores. Se trata, en definitiva, de comer más calorías, pero consumiendo siempre más proteínas y grasas y menos carbohidratos.

Esto puede ser un proceso de acierto y error: stendrás que añadir más calorías a tu dieta, ver cómo reacciona tu cuerpo y ajustar las cantidades en consecuencia.

Dicha opción te permitirá no sufrir demasiado los antojos de alimentos procesados o ricos en carbohidratos ya que, actualmente, tu cuerpo ya los tiene "olvidados" y todo debería resultar mucho más fácil que cuando empezaste de cero.

2) Permanecer en un régimen bajo en carbohidratos pero no estrictamente cétogenico

Cuando se quiere perder peso con la dieta keto, como hemos visto las restricciones son bastante estrictas. Ahora que ya has alcanzado tu objetivo en cambio, puedes seguir manteniendo tu peso con una dieta baja en carbohidratos, pero no igual de rígida.

Así que puedes optar por continuar comiendo de forma saludable pero añadiendo algunos carbohidratos más a tu dieta.

Esta cantidad de carbohidratos es muy individual, porque cada cuerpo es diferente. Puedes, por ejemplo, añadir unas cuantas tazas de alubias, lentejas u otra ración de zanahorias a tu dieta cada semana y ver cómo reacciona tu organismo.

Suma 10 gramos de carbohidratos a la semana hasta que estés satisfecho con los resultados.

La ventaja de esta opción es que seguirás comiendo de forma saludable pero podrás introducir alimentos que hasta ahora te eran "prohibidos" y que seguramente te gustan: si eres capaz de no exagerar con ellos, podrás así disfrutar de una mayor variedad de opciones y mantener tu peso de forma más fácil.

¿Y si te das cuenta que has vuelto a ganar peso? Pues, simplemente reduce un poco la cantidad de carbohidratos.

3) No olvides el ayuno intermitente

Como hemos mencionado anteriormente, el ayuno intermitente es otro gran aliado de la dieta cétogenica y te permite disfrutar de opciones adicionales. Existen varios protocolos de ayuno intermitente, algunos más "extremos" y otros más fáciles para empezar como el 16:8 (una ventana de 16 horas para ayunar y otra de 8 horas para comer) y el 5:2 (5 días para comer normalmente y 2 para ayunar). Es importante que experimentes y que descubras el más adecuado para tu estilo de vida y, especialmente si eres una mujer, que sepas cuando el ayuno puede no ser la mejor opción para ti.

Sea el que sea el camino que elijas seguir, recuerda que comer alimentos saludables y frescos siempre es la mejor opción para cuidar de tu salud y que dejarte acompañar en este proceso por un profesional puede marcar una diferencia muy importante entre volver a ganar los kilos perdidos o disfrutar a largo plazo de tu nuevo y mejorado YO.

Dieta cetogénica

35 recetas irresistibles

Para acabar, vamos a descubrir a continuación algunas sencillas (¡y riquísimas!) recetas para que veas lo fácil que es disfrutar de platos sabrosos y que, al mismo tiempo, también cumplen con todos los "requisitos" de la dieta keto.

¡Empezamos!

1) *Zoodles de calabacín*

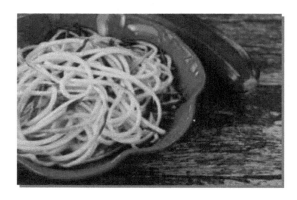

Los zoodles de calabacín son una excelente alternativa a los fideos tradicionales. Un espiralizador es la herramienta más fácil para crear zoodles, pero también es posible usar una mandolina. Los zoodles se ponen blandos muy fácilmente, así que no hay que cocinarlos más de 1 minuto. Luego puedes condimentarlos con mantequilla o queso rallado.

Ingredientes:

2 calabacines (o según la necesidad)

Instrucciones paso a paso:

1) Utiliza un espiralizador para crear fideos de calabacín.
2) Pon a hervir una olla con agua salada y deja cocer los zoodles durante 1 minuto.
3) Sirve con mantequilla o queso rallado
¡Buen provecho!

Datos nutricionales: Calorías 19; Grasas 0 g; Carbohidratos 3,5 g; Proteínas 1,5 g.

2) *Arroz de coliflor*

La coliflor en cambio, es la perfecta alternativa cetogénica al arroz. Esta receta tan sencilla te permitirá remplazar un plato básico de arroz y acompañarlo con verduras y especias. ¡Utilízala siempre que necesites arroz como guarnición o en una receta!

Ingredientes:

1 cabeza de coliflor

Instrucciones paso a paso:

1) Corta la coliflor en ramilletes
2) Coloca los ramilletes en un procesador de alimentos y pulsa hasta obtener una consistencia similar a la del arroz.
3) Deja cocer en una cacerola con agua salada durante 5 minutos.

¡Buen provecho!

Datos nutricionales: Calorías 21; Carbohidratos 5; Grasas 0; Proteínas 0

3) *Ensalada Cobb*

La ensalada que vamos a ver a continuación no solo está muy rica sino que también contiene muchas proteínas.

Ingredientes para la ensalada cobb:

3/4 taza de pollo cocido y cortado en cubitos
1/2 taza de tomates cortados en cubitos
1/2 taza de queso azul
1 aguacate en rodajas
4 lonchas de bacon cocidas y cortadas en rodajas
2 cucharadas de queso azul
1 huevo duro en rodajas
2 tazas de verduras picadas

Ingredientes para el aderezo:

1 cucharada de aceite de oliva
1 cucharada de vinagre blanco
2 cucharadas de cebolla picada
1 cucharadita de mostaza de Dijon
Sal y pimienta al gusto

Instrucciones paso a paso:

1) Dispone las verduras en un plato
2) Coloca los cubitos de pollo, los tomates cortados en cubos, el queso azul, las rodajas de huevo, las rodajas de aguacate y el bacon sobre las verduras.
3) Mezcla todos los ingredientes del aderezo.
4) Rocía la ensalada con el aderezo.

¡Buen provecho!

Datos nutricionales: Calorías 295; Grasas 11 g; Carbohidratos 4 g; Proteínas 22 g.

4) *Muffins salados*

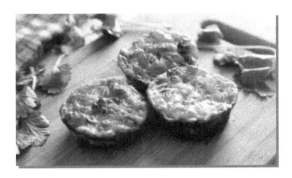

¿Quieres un consejo? Prepara estos muffins en gran cantidad... porque acabarán en tiempo record!

Ingredientes:

10 huevos
1/2 taza de jamón picado
1/4 taza de espinacas escurridas
1/4 taza de cebolla picada
1/4 taza de pimiento rojo picado
1/4 taza de queso tipo Pepper Jack rallado
1 cucharada de mantequilla
Sal y pimienta al gusto

Instrucciones paso a paso:

1) Precalienta el horno a 180 grados.
2) Cubre un molde para muffins con spray antiadherente.
3) En un bol, bate bien los huevos y luego incorpora el resto de los ingredientes.
4) Rellena el molde para muffins con la mezcla recién batida.

5) Deja hornear durante unos 25 minutos.

6) Retira del horno y deja enfriar

¡Buen provecho!

Datos nutricionales: Calorías 155; carbohidratos 2 g; grasas 10 g; proteínas 12,5 g.

5) *Cazuela de huevos para el desayuno*

A continuación descubrimos cómo preparar una cazuela deliciosa y muy nutriente que te dejará satisfecho hasta la hora del almuerzo.

Ingredientes:

10 huevos
1 cebolla picada
1/4 taza de nata líquida
1 taza de queso ricotta
1 paquete de espinacas congeladas descongeladas
1 taza de champiñones en rodajas
450 gramos de carne de salchicha desmenuzada
Sal y pimienta al gusto

Instrucciones paso a paso:

1) Precalienta el horno a 180 grados.

2) En un bol bate bien los huevos, la nata para montar, el queso ricotta y la cebolla.

3) Añade sal y pimienta y vierte todo en un molde.

4) Luego, añade también las espinacas, los champiñones y la salchicha desmenuzada y vuelve a mezclar.

5) Deja hornear durante 30 minutos.

6) Retira del horno y deja enfriar.

¡Buen provecho!

Datos nutricionales: Calorías 455; carbohidratos 4 g; grasas 35 g; proteínas 30 g.

6) *Delicia de Manzana, Col Roja y Bacon*

La col es una verdura excelente para la dieta cetogénica y ¡encontrarás esta guarnición absolutamente deliciosa!

Ingredientes:

1 col roja rallada
8 rebanadas de bacon, cortadas en trocitos
1 cebolla grande picada
1 manzana pelada y cortada en rodajas
2 tazas de caldo de pollo
3 cucharadas de vinagre de sidra roja
2 cucharadas de azúcar de coco o sustituto del azúcar
1/2 cucharadita de pimienta
1/2 cucharadita de nuez moscada
Sal y pimienta al gusto

Instrucciones paso a paso:

1) Fríe el bacon en una sartén hasta que esté crujiente.
2) Añade la cebolla y saltea durante 5-6 minutos más.
3) Añada el caldo, el azúcar, el vinagre, las especias, la sal y la pimienta.
4) Añade la col y cocina a fuego lento durante 45 minutos.
5) Sirve en los platos y deja enfriar.

¡Buen provecho!

Datos nutricionales: 160 calorías; 7,8 g de grasa; 16 g de hidratos de carbono; 4 g de proteínas.

7) *Tortilla a las finas hierbas con salmón ahumado*

Puedes disfrutar de esta tortilla en cualquier momento del día. Y si la eliges para el desayuno, su alta cantidad de proteínas y ácidos grasos te permitirá empezar la jornada con muchísima energía.

Ingredientes:

2 huevos batidos
2 salmones ahumados en rodajas
2 cucharadas de mantequilla
1 cucharadita de estragón

1 cucharadita de tomillo

1 cucharadita de alcaparras

1 cucharada de mantequilla

2 cucharadas de cebolla picada

4 rodajas de tomate muy finas

Sal y pimienta al gusto

Instrucciones paso a paso:

1) En un bol bate los huevos y añade el estragón, el tomillo, la sal y la pimienta.

2) Derrite la mantequilla en una sartén y añade los huevos batidos y la cebolla picada.

3) Deja cocer durante 3-4 minutos, hasta que los huevos empiecen a cuajar.

4) Pon la tortilla en un plato y cúbrela con las rodajas de tomate y el salmón.

5) Espolvorea con las alcaparras.

¡Buen provecho!

Datos nutricionales: Calorías: 239; grasas 15 g; hidratos de carbono 4 g; proteínas 22 g.

8) *Hamburguesas de queso*

A continuación, vemos la receta de tu hamburguesa de queso favorita, solo... ¡sin el pan!

Ingredientes para las hamburguesas:

70 gramos de carne molida
1 taza de queso cheddar, rallado
2 cucharaditas de ajo en polvo
2 cucharaditas de cebolla en polvo
2 cucharaditas de pimentón en polvo
2 cucharadas de orégano fresco, finamente picado
2 cucharadas de mantequilla para freír

Ingredientes para la salsa:

2 tomates
2 cebolletas
1 aguacate
1 cucharada de aceite de oliva
2 cucharadas de cilantro fresco picado
Sal y pimienta al gusto

Instrucciones paso a paso:

1) Pica los ingredientes de la salsa y mézclalos en un bol pequeño. Luego, deja reposar a un lado.
2) Mezcla el condimento y la mitad del queso con la carne picada.
3) Crea cuatro hamburguesas y fríelas en una sartén o en la parrilla si lo prefieres.
4) Añade sal y pimienta y el resto del queso encima.
5) Sirve sobre lechuga junto a la salsa casera.

—

¡Buen provecho!

Datos nutricionales: Calorías 1007; Grasas 81 g; Carbohidratos 8 g; Proteínas 55 g.

9) *Pechugas de pollo envueltas en bacon*

Una forma muy original y deliciosa de disfrutar del pollo... ¡toma nota!

Ingredientes:

90 gramos de pechuga de pollo deshuesada y sin piel
12 rebanadas de bacon
2 tazas de espinacas picadas
1 taza de champiñones en rodajas
1 taza de queso cremoso
1/2 taza de requesón
Sal y pimienta al gusto
 Instrucciones paso a paso:

1) Precalienta el horno a 190 grados C.
2) En un bol, combina las espinacas, los champiñones, el queso cremoso y el requesón.
3) Condimenta la mezcla con sal y pimienta.
4) Utiliza un mazo de cocina para aplanar los trozos de pollo hasta que tengan un espesor de aproximadamente 1,2 cm.
4) Con un cuchillo afilado corta bolsillos en un extremo de las pechugas de pollo.

—

5) Coloca la mezcla de queso y verduras en los bolsillos utilizando una cuchara.

6) Envuelve cada pieza de pollo con dos lonchas de bacon.

7) Deja dorar el pollo envuelto bacon en una sartén durante 5 minutos por cada lado.

8) Hornea el pollo durante 45 minutos. Antes de sacarlo, comprueba que el bacon esté crujiente y el pollo bien hecho.

9) Coloca en los platos y sirve caliente.

¡Buen provecho!

Datos nutricionales: Calorías 390; Grasas 22 g; Carbohidratos 3,9 g; Proteínas 41 g.

10) *Asado en olla de cocción lenta*

Este asado se prepara sin patatas ni zanahorias. Si decides añadir estas verduras, no olvides ajustar los carbohidratos en consecuencia.

Ingredientes:

90 gramos de asado de ternera
2 1/2 taza de caldo de carne
1 cucharada de aceite de oliva
2 dientes de ajo picados
1 cebolla picada
1/2 taza de vino tinto seco
Sal y pimienta al gusto

Instrucciones paso a paso:

1) Condimenta el asado con sal y pimienta.
2) Calienta el aceite de oliva en una sartén y deja dorar el asado por todos los lados.
3) Coloca el asado y el resto de los ingredientes en la olla de cocción lenta.
4) Remueve los ingredientes para combinarlos y cocina a fuego lento durante 6 horas.
5) Sirve en los platos bien caliente.

¡Buen provecho!

Datos nutricionales: Calorías 242; Grasas 12 g; Carbohidratos 9,8 g; Proteínas 21g.

11) *Sopa de espinacas y salchichas*

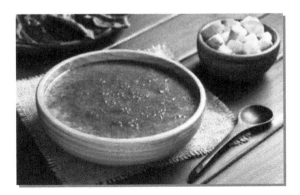

Una sopa rica de sabor y proteínas y muy baja en carbohidratos.

Ingredientes:

4 tazas de caldo vegetal
450 gramos de salchicha italiana picante desmenuzada
2 tazas de espinacas tiernas
1 cucharada de aceite de oliva
1 cebolla picada
2 zanahorias en rodajas
1 diente de ajo picado
2 cucharadas de vinagre de vino tinto
½ cucharadita de orégano
1/2 taza de nata para montar
Sal y pimienta al gusto

Instrucciones paso a paso:

1) Calienta el aceite de oliva en una sartén y saltea la salchicha desmenuzada durante 5 minutos.
2) Luego, pasa las salchichas a un plato y escúrrela sobre una toalla de papel.
3) Saltea la cebolla, el ajo y la zanahoria en la misma sartén y desglásala con el vinagre de vino tinto.
4) Añade el caldo vegetal, la nata para montar, el orégano y remueve bien. Luego añade sal y pimienta al gusto y deja cocer a fuego lento durante unos 5 minutos.
5) Vuelve a poner la salchicha en la sartén y añade las espinacas: deja cocinar durante 1 minuto para que las espinacas se marchiten.
6) Sirve caliente.

¡Buen Provecho!

Datos nutricionales: Calorías 137; Grasas 7,8 g; Carbohidratos 2 g; Proteínas 11g.

12) *Pollo Tandoori*

El punto fuerte de este delicioso pollo tandoori es la marinada de especias. Sírvelo con un poco de arroz de coliflor, ¡quedará genial!

Ingredientes:

900 gramos de muslos de pollo

Ingredientes para la salsa:

1 taza de yogur natural
2 cucharaditas de zumo de limón
2 cucharadas de aceite de oliva
1 cucharadita de chile en polvo
1 cucharadita de jengibre fresco rallado
1 cucharadita de garam masala
½ cucharadita de comino
2 dientes de ajo picados
Sal y pimienta al gusto

Instrucciones paso a paso:

1) Utilizando un cuchillo afilado, realiza varios cortes en los muslos de pollo. Luego añade sal y pimienta y rocíalo con el zumo de limón.

2) En un bol grande mezcla el resto de los ingredientes. Luego coloca también el pollo en el bol y cúbrelo bien.

3) Deja refrigerar hasta 24 horas: cuanto más tiempo se marine, ¡más sabor tendrá!

4) Precalienta el horno a 190 grados C. Mientras, coloca papel de aluminio en una bandeja de horno y coloca allí el pollo.

5) Deja hornear durante unos 45 - 50 minutos, hasta que la piel del pollo esté bien crujiente.

6) Sirve en los platos bien caliente.

¡Buen provecho!

Datos nutricionales: Calorías 145; Grasas 5,8 g; Carbohidratos 2,3 g; Proteínas 17g.

13) *Cordero al curry*

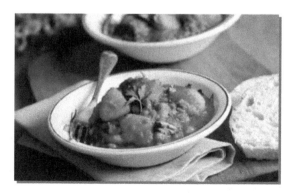

Rico de especias exóticas, este curry es el acompañamiento perfecto para el arroz keto.

Ingredientes:

900 gramos de carne de cordero
1 cucharada de aceite de oliva
1 cebolla picada
3 dientes de ajo picados
½ cucharadita de jengibre rallado
½ cucharadita de cúrcuma
½ cucharadita de curry en polvo
½ cucharadita de garam masala
2 tazas de caldo vegetal
1 taza de yogur griego natural
1 cucharadita de zumo de limón
Sal y pimiento al gusto

Instrucciones paso a paso:

1) Corta la carne de cordero en trozos pequeños.
2) Rehoga la cebolla en el aceite de oliva durante 5 minutos y añade ajo, jengibre, cúrcuma, curry en polvo y garam masala. Mezcla durante otro 5 minutos.
3) Añade la carne y dórala durante unos 10 minutos.
4) Verte el caldo vegetal y deja cocer a fuego lento durante 40 minutos.
5) Retira del fuego y añade el yogur y el zumo de limón.
6) Sirve en los platos bien caliente.

¡Buen provecho!

Datos nutricionales: Calorías 329; Grasas 17 g; Carbohidratos 9,1 g; Proteínas 36 g.

14) *Delicia de pescado y verduras*

El pargo es una fuente magra de proteínas que está cargada de vitamina A, potasio, ácidos grasos omega-3 y minerales esenciales.
Si no es el pescado que más te gusta, también puedes remplazarlo con el bacalao, así como se pueden utilizar otras verduras keto, como por ejemplo las judías verdes o los pimientos.

Ingredientes:

450 gramos de pargo, cortado en trozos
1/2 taza de cebolletas, cortadas en rodajas finas
1/2 cucharadita de jengibre fresco rallado
1/2 cucharadita de ajo machacado
1 cucharadita de pasta de curry rojo
2 anises estrellados enteros
1 cucharadita de pimentón ahumado
2 tomates maduros, triturados
1 cucharadita de aceite de sésamo
Sal y pimienta al gusto

Instrucciones paso a paso:

1) Calienta el aceite en una olla a fuego modio. Cocina el cebollín hasta que esté tierno, luego añade el jengibre y el ajo y cocina 1minuto más, revolviendo con frecuencia.
2) Añade el resto de ingredientes y reduce el fuego a medio-bajo. Deja cocinar a fuego lento durante 15 minutos o hasta que el pescado se desmenuce fácilmente con un tenedor.
3) Sirve en los platos bien caliente.

¡Buen provecho!

Datos nutricionales: Calorías 151; Grasas 3 g; Carbohidratos 5,8 g; Proteínas 24,4 g.

15) *Salmón al curry*

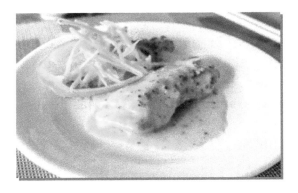

Si no te gustan el sabor de las especias más fuerte y quieres notar mejor el salmón, puedes omitirlas. Asimismo, también puedes añadir garam masala y pasta de jengibre y ajo.
Ingredientes:

340 gramos de salmón, cortado en trozos
1 cucharada de aceite de coco
1/2 taza de puerros picados
1 cucharadita de ajo machacado
1chile tailandés, sin semillas y picado
1 cucharadita de cúrcuma en polvo
1/2 cucharadita de comino
120 gramos de nata doble

85 gramos de leche de coco entera
1 taza de caldo de pescado
1 taza de agua
1/4 de taza de cilantro fresco, picado grueso
Sal y pimienta al gusto

 Instrucciones paso a paso:

1) Calienta el aceite en una olla a fuego medio-alto. Luego, saltea los puerros y el ajo durante unos 3 minutos, removiendo con frecuencia.
2) Añade el chile, la cúrcuma y el comino y deja cocinar 1 minuto más.
3) Añada también la nata, la leche de coco, el caldo de pescado, el agua, el salmón, la sal y la pimienta. Baja el fuego y dejar cocer a fuego lento unos 12 minutos.
4) Sirve en tazones individuales, con hojas de cilantro frescas.

¡Buen provecho!

Datos nutricionales: Calorías 246; Grasas 16,2 g; Carbohidratos 4,8 g; Proteínas 20,4 g.

16) *Wraps de atún, aguacate y jamón*

Al igual que el aguacate, el atún es uno de los alimentos más recomendados en una dieta cetogénica ya que es muy rico en proteínas, selenio, fósforo, potasio, vitamina D y vitamina B-12.

Ingredientes:

6 hojas de lechuga
200 gramos de filete de atún
6 lonchas de jamón
½ aguacate, pelado, sin hueso y en rodajas
1/2 taza de vino blanco seco
1/2 taza de agua
1/2 cucharadita de granos de pimienta mezclados
1/2 cucharadita de mostaza seca en polvo
1 cucharada de jugo de limón fresco
Sal y pimienta al gusto

Instrucciones paso a paso:

1) En una sartén añade el vino, el agua, los granos de pimienta y la mostaza en polvo y lleva a hervir.
2) Añade el atún y cocina a fuego lento unos 4 minutos por cada lado.
3) Desecha el líquido de cocción y corta el atún en trozos del tamaño de un bocado. Luego, divide los trozos de atún entre las lonchas de jamón.
4) Añade el aguacate y rocía con limón fresco.
5) Enrolla los envoltorios y coloca cada uno en una hoja de lechuga.
6) Sirve en los platos bien frío.

¡Buen provecho!

Datos nutricionales: Calorías 308; Grasas 19,9 g; Carbohidratos 4,2 g; Proteínas 27,9 g.

17) *Galletas saladas de queso*

Estas sabrosas galletas son perfectas en cualquier momento de la jornada, además se mantienen muy bien si congeladas.

Ingredientes:

2 tazas de harina de almendra
3 huevos
1 taza de queso cheddar rallado
1 taza de aceite de coco
1 taza de crema de queso
2 cucharaditas de levadura en polvo
1 cucharadita de bicarbonato de sodio
Una pizca de sal

Instrucciones paso a paso:

1) Precalienta el horno a 160 grados. Mientras, cubre una bandeja para horno con papel de aluminio.
2) Coloca la harina y el queso en un procesador de alimentos y pulsa hasta obtener una consistencia granulada. Luego, añade la levadura en polvo y el bicarbonato.
3) Calienta la crema de queso y el aceite de coco en una sartén pequeña hasta que se derritan. Luego remueve hasta obtener una crema homogénea.
4) Bate los huevos y añade la sal.
5) Incorpora la mezcla de harina a la mezcla de huevo y remueve hasta formar una masa.
6) Utiliza una cucharada para dejar caer la masa en la bandeja de hornear creando unas pequeñas redondas.
7) Deja hornear durante 25 minutos, luego saca los biscochos y córtalos cuando estén fríos.

¡Buen provecho!

Datos nutricionales: Calorías 106; Grasas 11,1 g; Carbohidratos 2 g; Proteínas 3,9 g.

18) *Frittata con espárragos y queso Halloumi*

El Halloumi es un queso semiduro elaborado con una mezcla de leche de cabra y oveja que se utiliza mucho en la cocina griega y que ya es posible encontrar en la gran mayoría de supermercados. Su sabor intenso combina a la perfección con los huevos y los espárragos.

Ingredientes:

120 gramos de espárragos, cortados en pequeños trozos
300 gramos de queso Halloumi desmenuzado
1/2 cebolla roja, cortada en rodajas
5 huevos enteros batidos
1 tomate picado
2 cucharadas de aceitunas verdes, sin hueso y en rodajas
1 cucharada de perejil fresco, picado
1 cucharada de aceite de oliva
Sal y pimienta, al gusto

Instrucciones paso a paso:

1) Calienta el aceite en una sartén a fuego medio-alto; luego, añade y cocina la cebolla y espárragos unos 3 minutos, removiendo continuamente.

2) A continuación, añade el tomate y cocina durante 2 minutos más. Pasa las verduras salteadas a una bandeja de horno ligeramente engrasada con aceite de cocina.

3) Mezcla los huevos con el queso hasta que estén bien combinados. Vierte la mezcla sobre las verduras. Esparce las aceitunas en rodajas por encima.

4) Precalienta el horno a 180 grados C y luego deja cocer durante unos 15 minutos.

5) Añade perejil fresco y sirve inmediatamente.

¡Buen provecho!

Datos nutricionales: Calorías 376; Grasas 29,1 g; Carbohidratos 4 g; Proteínas 2,5 g.

19) *Huevos al Horno y Queso en Aguacate*

Estos huevos servidos en aguacate son absolutamente irresistibles y muy fáciles de preparar: el queso Asiago además, añade mucha firmeza al aguacate, como un pegamento que mantiene todo unido.

Ingredientes:

2 aguacates, sin hueso y partidos por la mitad
4 huevos
1 taza de queso Asiago rallado
1/2 cucharadita de copos de pimienta roja
1/2 cucharadita de romero seco
1 cucharada de cebollino fresco picado

Sal y pimiento al gusto

Instrucciones paso a paso:

1) Rompe los huevos en las mitades de aguacate, manteniendo las yemas intactas. Luego espolvorea con sal y pimienta negra.
2) Cubre con el queso, las escamas de pimiento rojo y el romero.
3) Coloca las mitades de aguacate rellenas en una bandeja para hornear y precalienta el horno a 200 grados C.
4) Deja hornear durante unos 15 minutos.
5) Sirve en los platos adornado con cebollino fresco.

¡Buen provecho!

Datos nutricionales: Calorías 300; Grasas 24,6 g; Carbohidratos 4,6 g; Proteínas 14,9 g.

20) *Zuppa di Pomodoro (sopa de tomate) al estilo italiano*

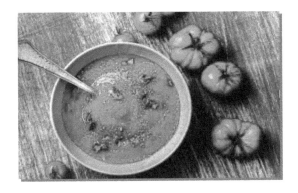

Esta sopa de inspiración italiana está cargada de antioxidantes y nutrientes... ¡y tiene un sabor irresistible!

Ingredientes:

120 gramos de brócoli
1 taza de hojas de espinacas, cortadas en trozos
1 tomate, hecho puré
1 chile jalapeño, picado
1 cebolla de tamaño pequeño, picada
2 dientes de ajo picados
1 cucharadita de pimienta de cayena
2 cucharadas de aceite de sésamo
1 tallo de apio, pelado y picado
2 tazas de caldo de verduras
1 taza de agua
1 cucharada de hierbas italianas
Sal y pimienta al gusto

Instrucciones paso a paso:

1) Introduce el brócoli en un procesador de alimentos y pulsa hasta que se formen trozos del tamaño del arroz; luego deja a un lado.
2) A continuación, calienta el aceite en una cacerola a fuego medio. Después, saltea la cebolla y el ajo hasta que estén tiernos.
3) Añade el brócoli y cocina durante 2 minutos más. Vierte también el resto de los ingredientes, excepto las espinacas.
4) Lleva a ebullición y luego, reduce inmediatamente el fuego a medio-bajo. Deja cocer la sopa a fuego lento durante unos 25 minutos.

5) Apaga el fuego y añade las espinacas: deja que se marchiten con la tapa cubierta.
6) Sirve caliente.

¡Buen provecho!

Datos nutricionales: Calorías 137; Grasas 10,7 g; Carbohidratos 5,2 g; Proteínas 5,6 g.

21) *Pastel de dos quesos y col rizada*

Para este riquísimo pastel salado puedes utilizar tus quesos favoritos: ¡Es perfecto para los días de invierno y es súper fácil de preparar!

Ingredientes:

170 gramos de col rizada, cortada en trozos
4 huevos, batidos
1 taza de queso Cheddar rallado
1 taza de queso Pecorino Romano
2 cucharadas de crema agria
1 diente de ajo, picado
1/2 cucharadita de pimienta negra molida
1/2 cucharadita de pimienta de cayena
Sal marina, al gusto

Instrucciones paso a paso:

1)Precalienta el horno a 180 grados C. Mientras, rocía los lados y el fondo de un molde para hornear con un spray antiadherente para cocinar.
2) A continuación, mezcla todos los ingredientes y viértelos en el mismo molde.
3) Deja cocinar unos 30 minutos y saca del horno.

¡Buen provecho!

Datos nutricionales: Calorías 383; Grasas 30 g; Carbohidratos 5,8 g; Proteínas 25,1 g.

22) *Sopa de calabacín y espinacas*

Esta es una sopa vegetariana muy fácil de hacer y que podrás personalizar con tus especias favoritas.

Ingredientes:

4 tazas de agua
1 cucharada de aceite de oliva
1 diente de ajo picado
1/2 taza de cebolletas picadas
2 calabacines en rodajas
1 tallo de apio picado
2 cucharadas de caldo de verduras en polvo
120 gramos de espinacas tiernas
1 cucharada de perejil fresco picado

1 cucharada de mantequilla
1 huevo batido
Sal y pimienta, al gusto

Instrucciones paso a paso:

1) En una olla, calienta el aceite a fuego medio-alto. Luego, cocina el ajo y las cebolletas hasta que estén tiernos.
2) Añade el agua, el calabacín, el apio y el caldo de verduras en polvo: cocina durante unos 15 minutos.
3) Añade también las espinacas, la sal, la pimienta, el perejil y la mantequilla y cocina unos 5 minutos más.
4) A continuación, añade el huevo y mezcla hasta que esté todo bien amalgamado.
5) Sirve caliente en tazones individuales.

¡Buen provecho!

Datos nutricionales: Calorías 85; Grasas 6 g; Carbohidratos 3,8 g; Proteínas 3,8 g.

23) *Rollitos de Lechuga con Jamón y Queso*

Para esta receta, perfecta para un pica-pica o un aperitivo saludable puedes utilizar lechuga iceberg o incluso espinacas y acelgas. ¡Sorprende a tus invitados!

Ingredientes:

10 hojas de lechuga lavadas y bien enjuagadas

1 cucharada de zumo de limón

10 cucharadas de queso cremoso

10 lonchas finas de jamón

1 tomate picado

1 pimiento rojo picado

Instrucciones paso a paso:

1) Rocía las hojas de lechuga con zumo de limón, luego úntalas con queso cremoso y añade una loncha de jamón en cada hoja.

2) Reparte los tomates picados entre las hojas de lechuga.

3) Cubre con los pimientos picantes y colócalos en una bandeja de servir.

¡Buen provecho!

Datos nutricionales: Calorías 145; Grasas 10 g; Carbohidratos 4 g; Proteínas 10,8 g.

24) *Salsa para dipping de yogur y queso*

Otra receta facilísima: esta salsa ácida es perfecta para dipear palitos de verduras o alitas de pollo y ¡te ayudará a servir un aperitivo 100% keto!

Ingredientes:

1 taza de queso azul desmenuzado

1/2 taza de yogur griego

1/2 taza de mayonesa

1cucharada de zumo de lima
2 cucharadas de condimento ranchero
Pimienta negra recién molida, al gusto

Instrucciones paso a paso:

1) En un pequeño bol, mezcla todos los ingredientes hasta que estén bien amalgamados.
2) Sirve la salsa bien fría.

¡Buen provecho!

Datos nutricionales: Calorías 95; Grasas 8,2 g; Carbohidratos 1,3 g; Proteínas 4,2 g.

25) *Huevos rellenos con mostaza y cebollino*

El plato perfecto para sorprender a tus invitados en fiestas y cenas.

Ingredientes:

8 huevos
2 cucharadas de queso cremoso
1 cucharada de mayonesa
1 cucharadita de mostaza de Dijon
1 cucharada de puré de tomate sin azúcar añadido
1 cucharadita de vinagre balsámico
1/4 de cucharadita de pimienta de cayena

2 cucharadas de cebollino picado
Sal y pimienta, al gusto

Instrucciones paso a paso:

1) Coloca los huevos en una sola capa en una cacerola.
2) Añade agua para cubrir los huevos y llévalos a ebullición.
3) Tapa, apaga el fuego y deja reposar los huevos durante unos 15 minutos. Luego escúrrelos y quita la cáscara bajo el chorro de agua fría.
4) Corta los huevos por la mitad a lo largo, saca las yemas y mézclalas bien con el queso cremoso, la mostaza, la mayonesa, el puré de tomate, el vinagre, la sal, la pimienta y la pimienta de cayena.
5) Luego reparte la mezcla de yemas entre las claras de huevo y adorna con cebollino fresco.

¡Buen provecho!

Datos nutricionales: Calorías 150; Grasas 11,2 g; Carbohidratos 1,5 g; Proteínas 9,5 g.

26) *Granola de canela*

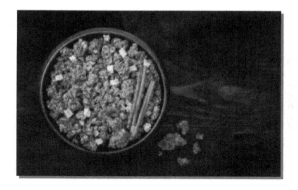

La granola comprada en tiendas y supermercados suele tener un alto contenido de azúcar. ¡Así que prueba la siguiente receta para disfrutar de una alternativa mucho más saludable para tus desayunos!

Ingredientes:

1 taza de nueces picadas
1/2 taza de cocos rallados
1/4 taza de almendras laminadas
2 cucharadas de semillas de girasol
1/2 cucharadita de canela
1 cucharada de azúcar de palma de coco
1 cucharada de mantequilla derretida

Instrucciones paso a paso:

1) Precalienta el horno a 190 grados C.
2) Mezcla las nueces, el coco rallado, las almendras laminadas y las semillas de girasol.
3) Añade la canela y el azúcar de palma de coco y remueve en la mezcla de frutos secos.
4) Extiende la mezcla en una sola capa en una bandeja para hornear.
5) Rocía con la mantequilla derretida.
6) Deja hornear durante 20 minutos.
7) Retira del horno y deja enfriar.

¡Buen provecho!

Datos nutricionales: 180 calorías; 19 g de grasa; 4,1 g de hidratos de carbono; 4 g de proteínas.

27) *Tortitas Keto*

No olvides servir estas tortitas con mantequilla y bayas o sirope sin azúcar... quedarán deliciosas y ¡ni te acordarás que no llevan azúcar!

Ingredientes:
6 huevos batidos
1 taza de harina de almendras
1 cucharadita de levadura en polvo
1 cucharadita de canela
1/4 taza de yogur griego natural
3 cucharadas de mantequilla derretida
1 cucharadita de extracto de limón
2 cucharadas de miel
Una pizca de sal

Instrucciones paso a paso:

1) En un bol mezcla la harina, la levadura en polvo y la canela.
2) En un segundo bol, mezcla los huevos, la miel, el yogur, el extracto de limón y la mantequilla.
3) Con suavidad, incorpora la mezcla de huevo a la mezcla de harina.
4) Coge dos cucharadas de la masa que acabas de crear y déjalas caer en una sartén caliente.
5) Cocina durante 4 minutos, luego dales la vuelta y cocina durante otros 2 minutos.
6) Continua así hasta que no se hayas agotado toda la masa.
7) Sirve en los platos y deja enfriar.

¡Buen provecho!

Información nutricional: 413 calorías; 34 g de grasa; 18,4 g de hidratos de carbono; 16,3 g de proteínas.

28) *Galletas de mantequilla de almendra y chocolate*

Estas galletas son un postre sencillo y apto para celíacos... ¡perfectas para cualquier ocasión! Un pequeño consejo: utiliza aceite de coco en spray para engrasar ligeramente la bandeja para hornear. ¡Esto te permitirá cortar y retirar mucho más fácilmente las galletas!

Ingredientes:

1 barrita de mantequilla
1/2 taza de mantequilla de almendras
1/2 taza de polvo de fruta del monje
3 tazas de corteza de cerdo
1 cucharadita de extracto de vainilla
1/4 cucharadita de canela molida
1/2 taza de chocolate sin azúcar, cortado en trozos
1/2 taza de nata líquida

Instrucciones paso a paso:

1) En una sartén, derrite la mantequilla, la mantequilla de almendras y la fruta del monje en polvo a fuego medio.
2) Añade las cortezas de cerdo trituradas y la vainilla.
3) Luego, coloca la masa en una bandeja para galletas y deja que se enfríe en la nevera.
4) Mientras tanto, en una cacerola pequeña a fuego medio, derrite el chocolate y la nata liquida.

5) Añade la capa de chocolate sobre la masa y deja que se enfríe completamente antes de cortar y servir.

¡Buen provecho!

Datos nutricionales: 322 calorías; 29 g de grasa; 3,3 g de hidratos de carbono; 14 g de proteínas.

29) *Tarta de queso de naranja*

Un postre fácil y rápido de hacer y que no te obligará a trabajar horas y horas en la cocina. ¡Y además está riquísimo!

Ingredientes para la corteza:

1 cucharada de edulcorante sustituto de azúcar de confitería
1 taza de harina de almendras
1 barrita de mantequilla a temperatura ambiente
1/2 taza de coco sin azúcar, rallado

Ingredientes para el relleno:

1 cucharadita de gelatina en polvo
2 cucharadas más de edulcorante sustituto de azúcar de confitería
0.5 L de crema de queso mascarpone
2 cucharadas de zumo de naranja

Instrucciones paso a paso:

1) Combina bien todos los ingredientes de la corteza y luego presiona la mezcla en una bandeja de horno ligeramente engrasada. Déjala reposar en el refrigerador.

2) A continuación, mezcla 1 taza de agua hirviendo y la gelatina hasta que se disuelva toda. Añade1 taza de agua fría, el edulcorante sustituto de azúcar de confitería, la crema de queso mascarpone y el zumo de naranja: mezcla todo bien hasta que esté suave y uniforme.

3)Vierte el relleno sobre la corteza preparada.

¡Buen provecho!

Datos nutricionales: 150 calorías; 16 g de grasa; 2 g de hidratos de carbono; 1,3 g de proteínas.

30) *Mantequilla de cacahuete y chocolate*

Un dulce perfecto para disfrutar ¡sin sensación de culpa! Prepáralo con antelación y guardarlo en el congelador hasta que esté listo para comer.

Ingredientes:

1 barrita de mantequilla a temperatura ambiente
1/3 de taza de mantequilla de cacahuete
1/3 de taza de cacao en polvo sin azúcar
1/3 taza de edulcorante sustituto de azúcar de confitería
1/2 cucharadita de canela molida
1/4 de taza de copos de coco sin azúcar

1/4 de taza de cortezas de cerdo, trituradas
Una pizca de nuez moscada rallada

Instrucciones paso a paso:

1) Derrite la mantequilla y la manteca de cacahuete hasta que estén suaves y uniformes.
2) Añade el resto de los ingredientes y mezcla bien hasta que todo esté combinado y amalgamado.
3) Cubre una bandeja de horno con un tapete de silicona para hornear, luego vierte la mezcla en la bandeja.
4) Coloca en el congelador durante 1 hora hasta que esté listo para servir.

¡Buen provecho!

Datos nutricionales: 120 calorías; 12 g de grasa; 4,8 g de hidratos de carbono; 1,5 g de proteínas.

31) *Barritas de arándanos y coco*

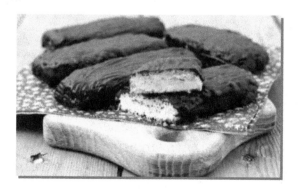

Con su textura suave y tersa, estas barritas son el postre perfecto para cuando necesites algo dulce y... ¡no quieras saltarte tu dieta keto!

Ingredientes:

1/2 taza de mantequilla derretida
1/2 cucharadita de estevia líquida
1/3 de taza de arándanos rojos
1 ½ tazas de copos de coco sin endulzar

Instrucciones paso a paso:

1) Mezcla todos los ingredientes en un procesador de alimentos hasta que estén bien combinados y amalgamados.
2) Luego, presiona la masa en una bandeja para hornear y deja refrigerar durante 1 hora.
3) Corta en forma de barritas y sirve bien frío.

¡Buen provecho!

Datos nutricionales: 107 calorías; 11,2 g de grasa; 2,4 g de hidratos de carbono; 0,5 g de proteínas.

32) *Mug Cake (Bizcocho en Taza) de Vainilla*

No hay forma más fácil de preparar un rico pastel: tan sólo tienes que mezclar todos los ingredientes y luego cocinarlos en el microondas durante aproximadamente 1 minuto. Además, hay un sinfín de variedades de sabores: puedes añadir frutas, cacao, chocolate y diferentes especias. ¡Es súper fácil!

Ingredientes:

4 cucharadas de harina de cáscara de psilio
2 cucharadas de semillas de lino molidas
5 cucharadas de harina de almendras
4 cucharadas de polvo de fruta del monje
1 cucharadita de bicarbonato de sodio
4 cucharadas de leche entera
1 cucharadita de vainilla
Una pizca de sal
Una pizca de ralladura de nuez moscada
Instrucciones paso a paso:

1) Combina bien todos los ingredientes en dos tazas ligeramente engrasadas.
2) Luego, pon las tazas en el microondas durante 1 minuto.
3) Saca del microondas y disfruta de tus pasteles.

¡Buen provecho!

Datos nutricionales: 140 calorías; 10,8 g de grasa; 5,4 g de hidratos de carbono; 5,7 g de proteínas

33) *Cubitos de mantequilla y cacahuete*

Con su textura suave y crujiente, estos cubitos de cacahuete son perfectos para todo el que tenga antojo de algo dulce y no quiera "fallar" a su dieta keto. ¡No te cansarás de comerlos!

Ingredientes:

1 barrita de mantequilla
1/3 de taza de aceite de coco
5 gramos de pasta de vainilla
1/4 de cucharadita de canela en polvo
2 cucharadas de polvo de fruta del monje
1/2 taza de cacahuetes, tostados y picados gruesos
Una pizca de sal gruesa

Instrucciones paso a paso:

1) Calienta en el microondas la mantequilla, el aceite de coco y la pasta de vainilla hasta que se derritan.
2) Añade la canela en polvo, la fruta del monje en polvo y la sal.
3) Pon los cacahuetes picados en un molde de silicona o en una bandeja de cubitos de hielo. Luego, vierte la mezcla de mantequilla sobre los cacahuetes.
4) Mete la bandeja en el congelador y déjala allí entre 40 y 50 minutos.
5) Al sacarla corta en cubitos.

¡Buen provecho!

Datos nutricionales: 220 calorías; 21,2 g de grasa; 5,1 g de hidratos de carbono; 4 g de proteínas

34) *Tarta de queso de crema irlandesa*

Un postre clásico que le encantará a todo el mundo y que... ¡es súper sencillo de preparar!

Ingredientes:

1/4 de taza de harina de almendra
1/4 de taza de harina de coco
2 cucharadas de cacao en polvo
1 ½ cucharadas de edulcorante sustituto de azúcar de confitería
1 cucharada de mantequilla de almendras
2 cucharadas de aceite de coco
200 gramos de queso mascarpone
2 cucharadas de aceite de coco
2 cucharadas de cacao en polvo
1/4 de taza de cucharadas de edulcorante sustituto de azúcar de confitería
1/3 de taza de nata doble
2 cucharadas de whisky irlandés
1 cucharadita de extracto de vainilla
1/2 taza de nata doble
1 cucharadita de gelatina
Una pizca de sal
Una pizca de canela en polvo

Instrucciones paso a paso:

1) En un tazón pequeño, mezcla bien la harina de almendras, la harina de coco, el cacao y el edulcorante sustituto de azúcar de confitería.

2) Luego añade la mantequilla de almendras, el aceite de coco, la sal y la canela en polvo; a continuación presiona la corteza en

un molde para hornear.

3) Para preparar el relleno, derrite el queso mascarpone y el aceite de coco en el microondas durante unos 40 segundos.

4) Añade el cacao, el edulcorante sustituto de azúcar de confitería, 1/3 de taza de nata, el whisky irlandés y la vainilla: utiliza una batidora eléctrica para remover hasta que esté cremoso y uniforme.

5) A continuación, bate también 1/2 taza de nata doble hasta que haya doblado su volumen.

6) En un tazón pequeño, combina la gelatina con 1 cucharada de agua fría y bate hasta que se disuelva.

7) A continuación, añade 1 cucharada de agua caliente y remueve hasta que esté bien combinada.

8) Añade lenta y gradualmente la gelatina disuelta a la nata montada y mezcla hasta que quede firme.

9) Luego, incorpora esta nata montada a la mezcla de crema de queso.

10) Extiende el relleno sobre la corteza y sirve bien frío.

¡Buen provecho!

Datos nutricionales: 273 calorías; 27,2 g de grasa; 5,5 g de hidratos de carbono; 4 g de proteínas

35) *Brownie de chocolate*

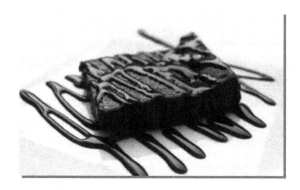

¿No quieres usar el microondas? No hay problema, simplemente pon agua a hervir a fuego lento. Coloca un tazón resistente al calor sobre la olla con agua caliente, asegurándote de que el agua no toque el cuenco. Luego coloca el chocolate en el bol y remueve hasta que se derrita.

Ingredientes:

4 huevos
2 cucharadas de harina de almendras
3 cucharadas de harina de coco
1/2 cucharadita de polvo para hornear
1/2 taza de cacao en polvo sin azúcar
1/2 taza de edulcorante sustituto de azúcar de confitería
1 cucharadita de extracto de almendra
1 cucharadita de extracto de vainilla
1/2 taza de aceite de coco
85 gramos de chocolate para hornear sin azúcar

Instrucciones paso a paso:

1) En un bol, mezcla bien la harina de almendras, la harina de coco, el cacao en polvo y el polvo para hornear.

2) Añade los huevos, el edulcorante sustituto de azúcar de confitería, el extracto de almendra y el de vainilla.

3) Utiliza una batidora eléctrica para mezclar hasta que todo esté bien amalgamado.

4) En otro bol, derrite el aceite de coco y el chocolate en el microondas. Luego añade la mezcla de huevos y mezcla de nuevo.

5) A continuación, añade gradualmente los ingredientes secos y bate hasta que todo esté bien amalgamado.

6) Vierte la masa en un molde ligeramente engrasado y deja cocinar en el horno precalentado a 160 grados C durante unos 50 minutos.

¡Buen provecho!

Datos nutricionales: 205 calorías; 19,2 g de grasa; 5,3 g de hidratos de carbono; 4,8 g de proteínas

Fuentes y Referencias

Marta Rusek,Ryszard Pluta, Marzena Ułamek-Kozioł and Stanisław J. Czuczwar1
Ketogenic Diet in Alzheimer's Disease
Published online 2019 Aug 9. doi: 10.3390/ijms20163892

Alessandro Pinto, Alessio Bonucci, Elisa Maggi, Mariangela Corsi and Rita Businaro
Anti-Oxidant and Anti-Inflammatory Activity of Ketogenic Diet: New Perspectives for Neuroprotection in Alzheimer's Disease
Antioxidants, 2018, 7 (5): 63-78.

Kenneth Schwartz, Howard T Chang, Michele Nikolai, Joseph Pernicone, Sherman Rhee, Karl Olson, Peter C Kurniali, Norman G Hord, and Mary Noel
Treatment of glioma patients with ketogenic diets: report of two cases treated with an IRB-approved energy-restricted ketogenic diet protocol and review of the literature
Cancer Metab. 2015; 3: 3.

Russell M. Wilder
The effect of ketonemia on the course of epilepsy. Mayo Clinic Proceedings 1921, 2: 307-308.

J M Freeman 1, E P Vining, D J Pillas, P L Pyzik, J C Casey, L M Kelly

The efficacy of the ketogenic diet-1998: a prospective evaluation of intervention in 150 children
PMID: 9832569 DOI: 10.1542/peds.102.6.1358

Marzena Ułamek-Kozioł, Stanisław J. Czuczwar, Sławomir Januszewski, and Ryszard Pluta
Ketogenic Diet and Epilepsy
Nutrients. 2019 Oct; 11(10): 2510; doi: 10.3390/nu11102510

Athanasios Evangeliou, Ioannis Vlachonikolis, Helen Mihailidou, Martha Spilioti, Astrinia Skarpalezou, Nikolaos Makaronas, Ahilleas Prokopiou, Panagiotis Christodoulou, Georgia Liapi-Adamidou, Emmanouel Helidonis, Stylianos Sbyrakis, Jan Smeitink
Application of a ketogenic diet in children with autistic behavior: pilot study
PMID: 12693778 DOI: 10.1177/08830738030180020501

Madeline K.GibasKelly J.Gibas
Induced and controlled dietary ketosis as a regulator of obesity and metabolic syndrome pathologies; Diabetes & Metabolic Syndrome: Clinical Research & Reviews
Volume 11, Supplement 1, November 2017, Pages S385-S390

Azar ST (2016) *Benefits of Ketogenic Diet For Management of Type Two Diabetes: A Review*. J Obes Eat Disord 2:2. doi: 10.21767/2471-8203.100022

James R. Phelps,Susan V. Siemers &Rif S. El-Mallakh
The ketogenic diet for type II bipolar disorder
Pages 423-426; 03 Oct 2012

Basilio Moreno, Ana B Crujeiras, Diego Bellido, Ignacio Sajoux, Felipe F Casanueva
Obesity treatment by very low-calorie-ketogenic diet at two years: reduction in visceral fat and on the burden of disease
doi: 10.1007/s12020-016-1050-2. Epub 2016 Sep 13.

Diego Gomez-Arbelaez, Ana B Crujeiras, Ana I Castro, Miguel A Martinez-Olmos, Ana Canton, Lucia Ordoñez-Mayan, Ignacio Sajoux, Cristobal Galban, Diego Bellido, Felipe F Casanueva
Resting metabolic rate of obese patients under very low calorie ketogenic diet
doi: 10.1186/s12986-018-0249-z. eCollection 2018.

Robert Krikorian, Marcelle D Shidler, Krista Dangelo, Sarah C Couch, Stephen C Benoit, and Deborah J Clegg
Dietary ketosis enhances memory in mild cognitive impairment
Published online 2010 Dec 3. doi: 10.1016/j.neurobiolaging.2010.10.006

Suzanna Maria Zick, ND, MPH , Detrick Snyder, MPH , Donald I. Abrams, MD
Pros and Cons of Dietary Strategies Popular Among Cancer Patients
November 15, 2018

Rachel M Gregory, Hasan Hamdan, Danielle M Torisky and Jeremy D Akers1
A Low-Carbohydrate Ketogenic Diet Combined with 6-Weeks of Crossfit Training Improves Body Composition and Performance
DOI: 10.23937/2469-5718/1510054

Kymberly A. WROBLE 1, Morgan N. TROTT, George G. SCHWEITZER, Rabia S. RAHMAN 1, Patrick V. KELLY, Edward P. WEISS
Low-carbohydrate, ketogenic diet impairs anaerobic exercise performance in exercise-trained women and men: a randomized-sequence crossover trial

The Journal of Sports Medicine and Physical Fitness 2019 April;59(4):600-7; DOI: 10.23736/S0022-4707.18.08318-4

David J A Jenkins 1, Julia M W Wong, Cyril W C Kendall, Amin Esfahani, Vivian W Y Ng, Tracy C K Leong, Dorothea A Faulkner, Ed Vidgen, Gregory Paul, Ratna Mukherjea, Elaine S Krul, William Singer
Effect of a 6-month vegan low-carbohydrate ('Eco-Atkins') diet on cardiovascular risk factors and body weight in hyperlipidaemic adults: a randomised controlled trial

PMID: 24500611 PMCID: PMC3918974 DOI: 10.1136/bmjopen-2013-003505

Krilanovich NJ.
Benefits of ketogenic diets.
Am J Clin Nutr. 2007 Jan;85(1):238-9; author reply 239-40. PMID: 17209202
Manninen AH.
Metabolic Effects of the Very-Low-Carbohydrate Diets: Misunderstood "Villains" of Human Metabolism.
Journal of the International Society of Sports Nutrition. 2004;1(2):7-11.

Friedberg CE, van Buren M, Bijlsma JA, Koomans HA.
Insulin increases sodium reabsorption in diluting segment in humans: evidence for indirect mediation through hypokalemia.
Kidney Int. 1991 Aug;40(2):251-6. PMID: 1942773

DeFronzo RA, Cooke CR, Andres R, Faloona GR, Davis PJ.
The effect of insulin on renal handling of sodium, potassium, calcium, and phosphate in man. J Clin Invest. 1975 Apr;55(4):845-55. PMID: 1120786

Ren JM, Semenkovich CF, Gulve EA, Gao J, Holloszy JO.
Exercise induces rapid increases in GLUT4 expression, glucose transport capacity, and insulin-stimulated glycogen storage in muscle.
J Biol Chem. 1994 May 20;269(20):14396-401. PMID: 8182045

Richter EA, Hargreaves M.
Exercise, GLUT4, and skeletal muscle glucose uptake.
Physiol Rev. 2013 Jul;93(3):993-1017. PMID: 23899560

Brooks K, Carter J.
Overtraining, Exercise, and Adrenal Insufficiency.
Journal of novel physiotherapies. 2013;3(125):11717.

Manninen AH.
Very-low-carbohydrate diets and preservation of muscle mass.
Nutrition & Metabolism. 2006;3:9.

CPSIA information can be obtained
at www.ICGtesting.com
Printed in the USA
BVHW091057230621
610291BV00002B/118

9 781802 863239